點穴法真傳秘訣

金倜生　著

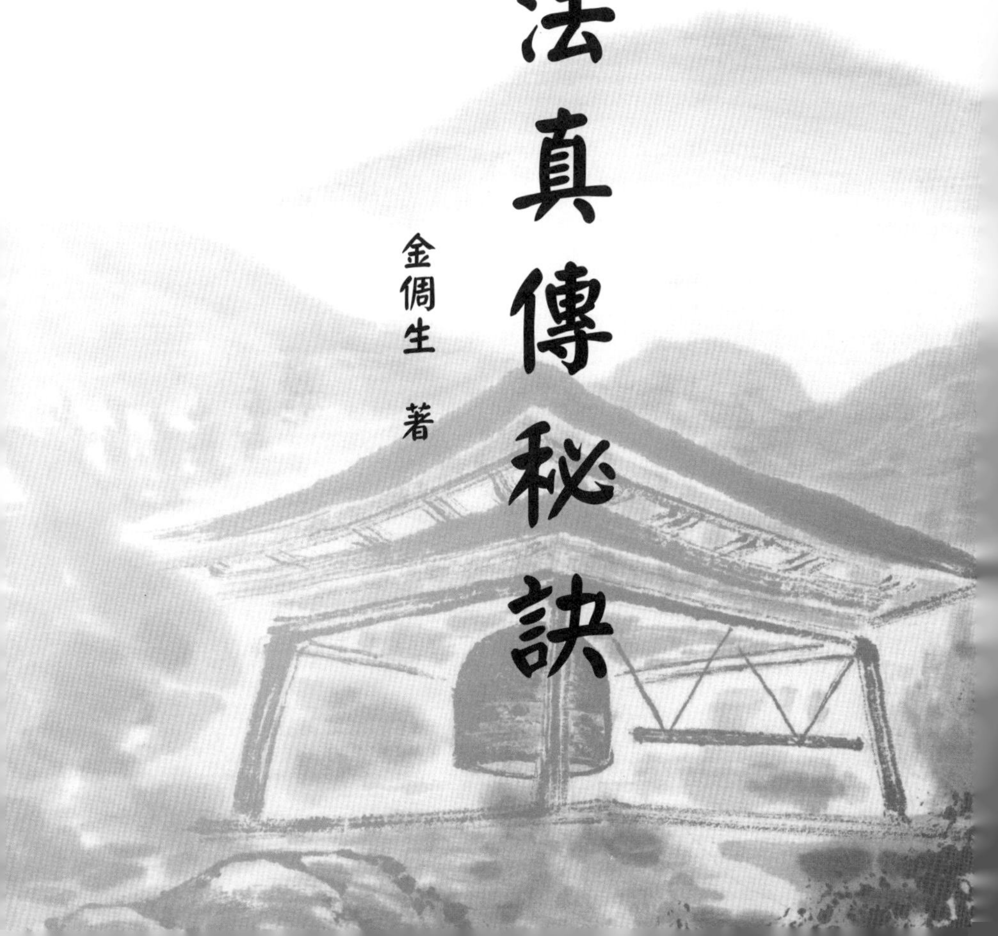

策劃人語

本叢書重新編排的目的，旨在供各界武術愛好者鑒賞、研習和參考，以達弘揚國術，保存國粹，俾後學者不失真傳而已。

原書大多為中華民國時期的刊本，作者皆為各武術學派的嫡系傳人。他們遵從前人苦心孤詣遺留之術，恐久而湮沒，故集數十年習武之心得，公之於世。叢書內容豐富，樹義精當，文字淺顯，解釋詳明，並且附有動作圖片，實乃學習者空前之佳本。

原書有一些塗抹之處，並不完全正確，恐為收藏者之筆墨。因為著墨甚深，不易恢復原狀，並且尚有部分參考價值，故暫存其舊。另有個別字，疑為錯誤，因存其真，未敢遽改。我們只對有些顯著的錯誤之處做了一些修改的工作；對缺少目錄和編排不當的部分原版本，我們根據內容進行了加工、調整，使其更具合理性和可讀性。有個別原始版本，由於出版時間較早，保存時間長，存在殘頁和短頁的現象，雖經多方努力，仍沒有辦法補全，所幸者，就全書的整體而言，其收藏、參考、學習價值並沒有受到太大的影響。希望有收藏完整者鼎力補全，以裨益當世和後學，使我中華優秀傳統文化傳承不息。

為了更加方便廣大武術愛好者對老拳譜叢書的研究和閱讀，我們對叢書做了一些改進，並根據現代人的閱讀習慣，嘗試著做了斷句，以便於對照閱讀。

由於我們水準有限，失誤和疏漏之處在所難免，敬請讀者予以諒解。

點穴法真傳秘訣

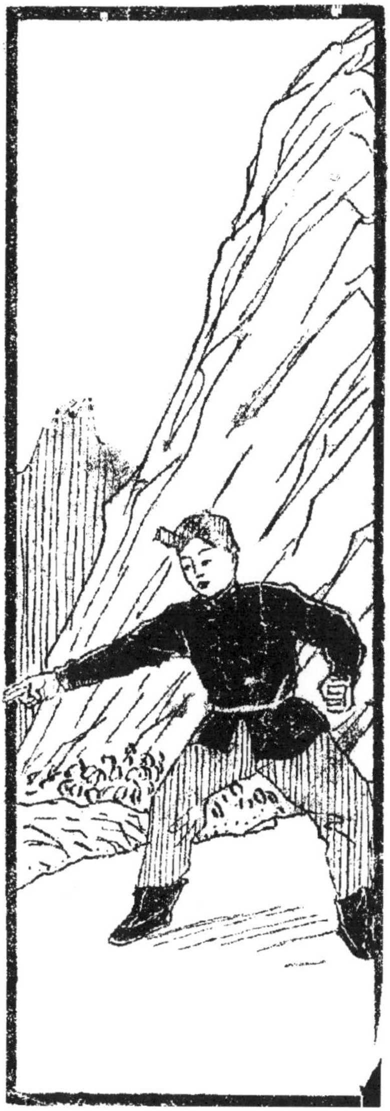

金偶生編

點穴法眞傳祕訣

上海中西書局印行

點穴法眞傳秘訣目次

策劃人語……三
點穴概說……一五
經脈總名……二三
穴道總名……二三
各經所屬穴道及其部位附圖……二八
一　屬於手太陰肺經之穴……二八
二　屬於手陽明大腸經之穴……三〇
三　屬於足太陰脾經之穴……三三
四　屬於足陽明胃經之穴……三六

五　屬於手少陰心經之穴……………………………四一
六　屬於手太陽小腸經之穴…………………………四二
七　屬於足少陰腎經之穴……………………………四五
八　屬於足太陽膀胱經之穴…………………………四八
九　屬於手厥陰心包絡經之穴………………………五五
十　屬於手少陽三焦經之穴…………………………五七
十一　屬於足厥陰肝經之穴…………………………六〇
十二　屬於足少陽膽經之穴…………………………六二
十三　屬於督脈經之穴………………………………六七
十四　屬於任脈經之穴………………………………六九
十五　屬於衝脈經之穴………………………………七一
十六　屬於帶脈經之穴………………………………七二

十七　屬於陽蹻之穴……七三
十八　屬於陰蹻之穴……七四
十九　屬於陽維之穴……七四
二十　屬於陰維之穴……七六
廿一　經外之奇穴……七六
穴同名異類……八一
名同穴異類……八五
氣血與點穴之關係……八五
十二經氣血流注時辰歌解……八八
十二時所主之穴道……一〇四
點穴法中之三十六主穴附圖……一〇四
點穴之練習……一〇七

練習點穴之第一層功夫……………………………一〇九
認穴109／尋徑111／考問113
練習點穴之第二層功夫……………………………一一五
指勁115／點打120／眼力123
練習點穴之第三層功夫……………………………一二五
虛勁125／透勁127
救治述要…………………………………………一二九
各要穴受傷之治方………………………………一三一
經傷加減藥方……………………………………一三六
點穴須知穴道及治療傷穴真傳…………………一四五
穴道歌訣145／穴道跌打損傷治療真傳146／各穴受傷治療真傳156／點華蓋穴治法166／點肺底穴治法167／點正氣穴治法

167／點氣海穴治法168／點上血海穴治法168／點正血海穴治法169／點下血海穴治法169／點氣血二海穴治法170／點黑虎穴治法170／點藿肺穴治法171／點翻肚穴治法171／點腹臍穴治法172／點丹田穴治法172／點正分水穴治法173／點氣隔穴治法173／點關元穴治法174／點血海門穴治法174／點氣隔門穴治法175／點血囊穴治法175／點血倉期門穴治法176／點氣血囊合穴治法176／點督脈穴治法177／點正額穴治法177／點大腸命門穴治法178／點臟血穴治法178／點印堂眉心治法179／點血阻捉命斬命黑虎心歸陰遊魂穴治法179／點背部穴治法180／點後海穴治法181／點腰眼穴治法181／點命門穴治法182／點後海底穴治法182／點鶴口穴治法183／點湧泉穴治法183

附 總煎十三味方 通治跌打損傷……一八四
加減十三味方……一八四
通治發散方……一八六
發散上部方……一八六
發散中部方……一八七
發散下部方……一八七

點穴概說

技擊之術，由來極久，在古代創始之時，僅依星斗山河之象，沙蟲猿鳥之形，據其部位，仿其動作，而演為拳法；由是推進，而及於刀劍殳挺之屬，以開後世武術之風。自茲以後，技擊之法日益繁，門戶之見於焉，生矜奇炫異，各極其變，於是初得皮毛者可借新奇而自掩；得其真傳者，視等珍異而自秘，如此遷延數千百年，而至於今日，欲求古法之不失其傳者，亦甚難矣。

今之言武術者，厥維兩派，少林、武當是也。考兩派之歷史，則少林為悠久。少林派之祖師，為六祖達摩。達摩之入中土，在梁大通丁未之秋。武當派之祖師為張三豐。三豐生於宋代徽宗之朝，其間相去者數百年。若考其武術之精奧，則各有所長，而保存中國固有之國術，而推闡發明，以至於今日，不至完全失傳者，兩派之功，正無分軒輊。

今之人也，每談武事，必曰少林外家，武當為內家；外家主剛，內家主柔。其實少林亦有柔和之處，武當亦有剛勁之處，必強分之，是無異讀書人之別孔孟也。

愚以為武術者，含陰陽選化之機，具剛柔互濟之道，始足以致實用。否則縱百煉之剛，亦必有折損之時；繞指之柔，亦難有舒展之望。觀乎少林派之各種武技，可為證也，昔有人焉，體瘦如枯臘，臨風卻步，若不勝衣，而數十壯夫困之，不能折，但駢中食二指，遙向壯夫作指點狀，眾皆卻立，不能轉動聲息，有識其法者，曰此點穴法也。

率眾叩求之，並叩其法所自傳，其人笑曰：「老夫居少林寺者十餘年，而得其薄技，向不敢辱人。子等處身鄉里，而不務農田，粗知舉手投足之法，即自號拳勇，盛氣凌人，幸遇我，否則死耳。」乃一一救之蘇，眾於是知點穴之法，實傳自少林矣。

夫點穴之法，在武術為功，在功為柔，於以可證少林固亦有柔功也。惟點穴一法，其理極精，其練極難，善此者又互相珍秘而不肯外傳，故至今日，能是法者，已如鳳之毛，麟之角，不可多得其人。習武術者，亦僅能舉其名而不能詳其法，是亦甚可惜也。

愚嘗不惴譾劣，而考點穴之理，知此法非但為制人之武功，抑且與醫學極有關合，亦足以救人之危急，其理深邃，非精心研求不能通，宜非彼糾糾桓桓之輩，專以勇力為能事者所可知矣。

夫人身一太極也，陰陽既分，五行自判，於是乎有生尅運化之機矣。人之所恃以生者，惟氣與血，氣血調和，則生機蓬勃，欣欣向榮；氣血失調，則死機潛伏，垂垂欲絕。其自然之運化，生老病死之所擊，姑可存而不論，至壯健之人，有時因外部之傷損，而致氣血失調，亦足致病死。以點穴之法，而使人不能轉動聲息者，即此類也。

夫氣之與血，為人生養命之源，循行全身，無時或息，而其經行之道，亦有一定之規程，經行之時，亦有一定之秩序，絲毫不爽。人身四脈十二經三百六十五穴，在一周時間，氣血必經行一度。其經行則以十二時為準，時氣血之頭屬某經，而貫注於某穴，連帶及於其他若干穴，亦有一定。吾人如能悟此，但依時辰而計其血頭之所在，施其指點之術，指觸是穴，其穴立閉，氣血循行之道，因而阻塞，氣血之頭，亦必因之而停於是穴，不復能循行如舊，氣血停滯不能循行，則四體百脈，在在受其牽掣，馴至四肢萎疲，不能轉動，啞口結舌，不能聲息。非從對位之穴，施以手法，使被閉之穴開啟，決難復原。此其理亦頗明顯，惟稍覺繁複耳。

人身各穴，亦有大小生死之分，大穴百有八，其中死穴三十有六，小穴二百五十七，主暈者七十有二，此外奇經各穴，或主啞，或主暈，或主萎頓，雖不足以制死，亦可以使暫時失其抵抗。知乎此，則點穴之術盡矣。就上述各點言之，點穴之術，亦非至難之事，而盡人能意會得之者，何以時至今日，習武者但能舉其名而不能詳其法耶？此則非點穴之難，實由於習武者之捨本求末故也。

武技之事，在表面上觀之，未始非爭強弱賈勇之道，其實就根本上言之，則完全非是，其要旨全在於鍛鍊其體魄，使身強壽永，遇有外侮，則可藉以自保，故古君子之言曰，學武技者，尚德不尚力，力雖足以折人，而人未必因而心悅誠服；惟德是務，力雖遜於人，而人必帖然，此不易之理也。又曰能殺人者，必能生人，蓋武技之精者，一舉手即足制強敵之死命；而於垂危之人，則略施手法，可以復蘇。若但能殺人，而不能生人者，則謂之死手，無可取也。故學技必先治生人之道。

然則生人之道將奈何，曰惟有熟求點穴而已。

夫以技殺人者，惟有勞傷；而勞傷之治法，則完全在於經絡穴道，故傷科云，治傷非難，勘穴惟難；用藥非艱，對症惟艱。蓋治傷者必先認定其所傷之處，究屬何傷，究屬何穴？然後依其所在而定治法，或用手法而治其外表，或用藥物而祛其內傷，是藥到病除，著手成春。否則妄施手法，妄投藥石，而欲救人於垂危，是必不可得也。我故曰，學技才無論欲制人，欲拯人，他法可以不知，而點穴之道，卻不容不知。

惟點穴一術，在古之習技者，固無不知，其後以自私自利之故，傳至今日，幾至失傳。而今之武術家亦以死手為多，即偶以治傷為號召者，亦僅略諳骨骼，略備成藥，非能完全了然也。

予幼好藝事，進化論何書，皆喜涉獵。適友人蔣君，其祖上曾得異人傳授，以易筋經點穴法等知名於時，惜以年久之故，亦不能盡得其秘。叩其法蔣君以不知對，更請其先人所著關於武事之書，得學技練功秘訣甚夥，而於點穴之法，亦備大要，乃筆錄之。惜予幼少學問，於其法之深奧，未能曉然。

庚子秋，遇徐君畏三於澄江。徐君固武術界之先進，其尊人亦親入少林寺學技有年者，故名望甚重；乃出手錄蔣氏之書而請益。徐君就蔣氏之論，本其心得，詳為解釋，抽線剝繭，妙緒萬端，而予於是平得其大概焉，復恐健忘，更筆錄徐君講述之言，以備遺忘，兼以示後之學技者。且深願後之學技者，本尚德不尚勇，勉於點穴之道，則遇有危難之時，既可出以應敵，作防身遠禍之具；即不然，退而以此法治人疾病，亦救世濟人之道。否則徒恃血氣之勇以凌暴於眾，但能傷人，不能醫人；但能殺人，不能生人，闖禍肇災，非但法紀之所不容，即天道亦所以必誅，實為取死之道，我殊不願見也。願我之子孫，及後之學技者，毋以余言為河漢焉。

經脈總名

手太陰肺經　手陽明大腸　足太陰脾經　足陽明胃經　手少陰心經
足少陰腎經　手太陽小腸　足太陽膀胱　手厥陰心包絡　足厥陰肝經
手少陽三焦經　足少陽膽經

穴道總名

少商　魚際　大淵　經渠　列缺　孔最　尺澤
俠白　天府　雲門　中府　商陽　二間　三間
合谷　陽谿　偏墜　溫留　下廉　上廉　三里
曲池　肘髎　五里　臂臑　肩髀　巨骨　天鼎

扶突　禾髎　迎香　隱白　大都　太白　公孫
商邱　三陰交　漏谷　地機　陰陵泉　血海　箕門
衝門　府舍　腹結　大橫　腹哀　食竇　天谿
胸鄉　周榮　大包　厲兌　內庭　陷骨　衝陽
解谿　豐隆　條口　犢鼻　梁邱　陰市　伏兔
髀關　氣衝　歸來　水道　大巨　外陵　天樞
滑肉門　太乙　關門　梁門　承滿　不容　乳根
乳中　膺窗　屋翳　庫房　氣戶　缺盆　氣舍
水突　人迎　大迎　地倉　巨髎　四白　承泣
頰車　下關　頭維　少衝　少府　神門　陰郄
通里　靈道　少海　青靈　極泉　少澤　前谷
後谿　腕骨　陽谷　養老　支正　小海　肩貞

臑俞　天宗　秉風　曲垣　肩外俞　肩中俞　天窗
天容　顴髎　聽宮　湧泉　然谷　太谿　大鐘
水泉　照海　復溜　交信　築賓　陰谷　橫骨
大赫　氣穴　四滿　中注　肓俞　商曲　石關
陰都　通谷　幽門　步郎　神封　靈墟　神藏
彧中　腧府　至陰　束骨　京骨　金門　申脈
僕參　崑崙　跗陽　飛陽　承山　承筋　合陽
委中　浮郄　殷門　承扶　秩邊　胞肓　志室
育門　胃倉　意舍　陽綱　魂門　膈關　譩譆
神堂　魄戶　膏肓　附分　會陽　下髎　中髎
次髎　上髎　日環俞　中膂俞　膀胱俞　小腸俞　關元俞
大腸俞　氣海俞　腎俞　三焦俞　胃俞　脾俞　膽俞

肝俞　鬲俞　督俞　心俞　厥陰俞　肺俞　風門

大杼　天柱　玉枕　絡卻　通天　五處　承光

曲差　眉衝　攢竹　睛明　中衝　勞宮　大陵

內關　間使　郄門　曲澤　天泉　天池　液門

中渚　陽池　外關　支溝　會宗　三陽絡　四瀆

天芬　清冷淵　消濼　臑會　肩髎　天牖　醫風

瘈脈　顱囟　角孫　絲竹空　和髎　耳門　大敦

行間　犬衝　中封　蠡溝　中都　膝關　曲泉

陰包　陰廉　章門　期門　竅陰　俠谿　地五會

臨泣　邱墟　懸鐘　陽輔　光明　外邱　陽交

陽陵泉　陽關　中瀆　風市　環跳　居髎　維道

玉樞　帶脈　京門　日月　輒筋　淵液　肩井

風池　腦空　承靈　正營　目窗　陽白　本神
完骨　浮白　率谷　曲鬢　懸釐　懸顱　頷厭
客主人　聽會　瞳子髎　鼻柱　素髎　水溝　兌端
齗交　額上行　神庭　上星　顖會　前頂　百會
頂後　後頂　強間　腦戶　風府　瘂門　背脊
大椎　陶道　身柱　神道　靈台　至陽　筋縮
脊中　懸樞　命門　長強　承漿　廉泉　天督
璇璣　華蓋　紫宮　玉堂　膻中　中庭　鳩尾
巨闕　上腕　中腕　建里　下腕　分水　神闕
陰交　石門　關元　中極　曲骨　會陰　附陽
居髎　肩髃　臑會　耳尖　聚泉　金津　玉液
海泉　魚腰　太陽　犬骨　中魁　八風　八邪

十宣　五虎　肘尖　肩柱　二白　獨陰　內踝

外踝　兔眼　中泉　小骨　印堂　子宮　蘭門

百蟲窠

各經所屬穴道及其部位

一、屬於手太陰肺經之穴

中府　在雲門下一寸六分，乳上之筋間，動脈應手陷中，為肺氣結聚之處手足太陰二經之所會。

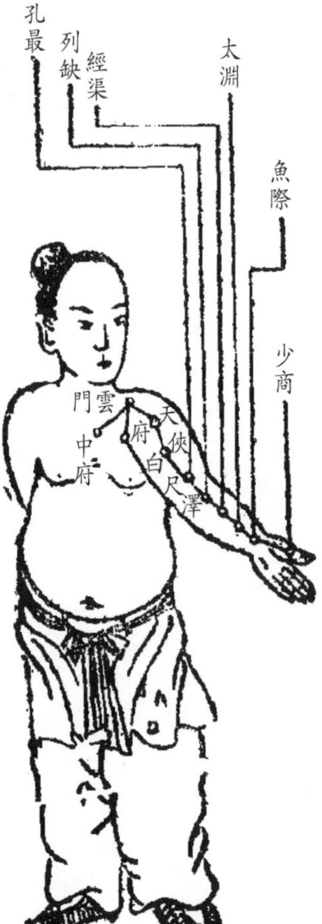

手太陰肺經

雲門　在巨骨下俠氣戶旁二寸陷中，動脈應手之處。

天府　在腋下三寸，肘腕上五寸，動脈中，用鼻尖蘸黑點之，黑到之處，即是穴門。

夾白　在天府之下，去肘五寸之處，動脈中。

尺澤　肘中約紋上動脈中，屈肝橫紋，筋骨罅陷中，主肺水。

孔最　在去腕上七寸處。

列缺　在腕側上一寸五分，以兩手交叉，食指盡處，兩筋骨陷之中即是。

經渠　在寸口動脈陷中，主肺之金。

太淵　在掌後內側，橫紋頭動脈中，主肺之土。

魚際　在大指本節後，內側白肉際陷中。（此穴一說在散脈中）主肺之火。

少商　大指內側，去爪甲如韭葉，主肺之木。

二、屬於手陽明大腸經之穴

商陽　在手大指次指內側，去爪甲角如韭葉，主大腸之金。

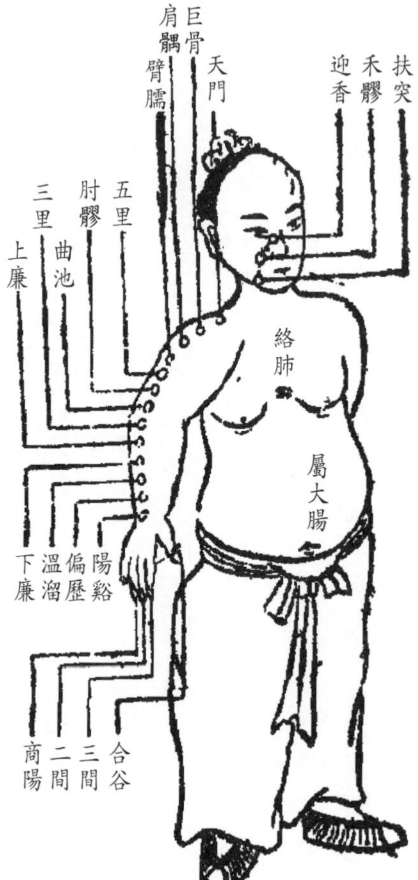

手陽明大腸經

二間　在食指本節後內側，陷中，主大腸之水。

三間　在食指本節後內側陷中，主大腸之木與火。

合谷　在手大指次指歧骨間陷中，此為大腸之原穴。

陽谿　在腕中上側兩筋陷中，主大腸之火。

偏歷　腕中後三寸，為太陽脈別走太陰者。

溫溜　在腕後五寸六寸之間。

下廉　在輔骨下，去上廉一寸之處。

上廉　在三里下一寸之處，為陽明之會。

三里　在曲池下二寸，以指按之，肉起銳端者是。

曲池　在肘外輔骨，屈肘橫紋頭陷中，以手拱胸取之，主大腸之土。

肘髎　在大骨外廉陷中。

五里 在肘上三寸，行向裏大脈中處。

臂臑 在肘上七寸，膕肉端肩髃下一寸，兩筋兩骨罅陷宛宛中，舉臂取之，此乃手陽明之絡，手足太陽陽維之會也。

肩髃 膊骨頭尖端上，兩骨罅陷宛宛中，舉臂取之，有空，此乃手陽明陽蹻之會。

巨骨 在肩尖端，上行兩叉骨罅間陷中。

天鼎 在頭缺盆上，直扶突後一寸四分處。

扶突 在氣舍上一寸五分在頸當曲頰下一寸五分。

迎香 在禾髎上一寸五分，在頸當曲頰下一寸，人迎後一寸五分處，仰而取之。

禾髎 在鼻孔下，俠水溝旁五分。

三、屬於足太陰脾經之穴

隱白 在足大指端內側，去爪甲角如韭葉，主脾之木。

大都 在足大指本節後，內側陷中，骨縫赤白肉際，主脾之火。

太白 在足大指內側，內踝前核骨下陷中，主脾之土。

公孫 在足大指本節後一寸內踝，前足太陰脈絡，別去陽明胃經。

商邱 在足內踝骨下，微前陷中，前有中封，後有照海，此穴居中，主脾之金。

三陰交 在內踝上三寸，有下陷中，為足太陰少陰厥陰之所會。

漏谷 在內踝上六寸胻骨下陷中。

地機 在膝下五寸，膝內側輔骨下陷中。

陰陵泉　大膝下內側輔骨下陷中，伸足取之，在膝橫紋頭下，主脾之水。

血海　在膝臏上內廉白肉際二寸半處。

箕門　在魚腹上越筋間。

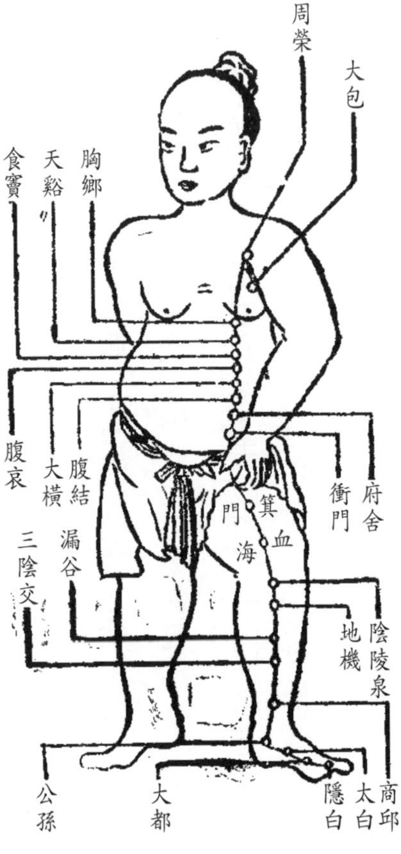

足太陰脾經

衝門　在府舍下一寸，橫骨兩端，約中動脈，去腹中行各四寸半。

府舍　在腹結下二寸，去腹中行各四寸半處。

腹結　在大橫下一寸三分，去腹中行各四寸半處。

大橫　在腹哀下三寸五分，去腹中行各四寸半處。

食竇　在天谿下一寸六分，去胸中行各六寸處。

天谿　在胸鄉下一寸六分陷中，去胸中行各六寸處。

胸鄉　在周榮下一寸六分，去胸中行各六寸處。

周榮　在中府下寸六分，去胸中行各六寸處。

大包　在淵液下三寸，為脾之大絡，而統陰陽緒絡者。

四、屬於陽明胃經之穴

頭維　在額角入髮之際，本神旁一寸五分，神庭旁四寸五分處，為足陽明少陽之所會。

下關　在客主人下，耳前動脈下廉，開口則空，閉口則合，亦足陽明少陽之所會焉。

頰車　在耳下八分，曲頰端近前陷中。

承泣　在目下七分，直瞳子陷中。

四白　在目下一寸，直於瞳子。

巨髎　在俠鼻孔旁八分，直瞳子下平水溝之處。

地倉　在俠口吻旁四寸處，外延下有動脈。

大迎　在曲頷前一寸二分處骨陷中動脈。

人迎 在頸大動脈應手，俠結喉兩旁一寸五分處。

水突 在頸大筋前，直人迎下，氣舍上三分處。

氣舍 在頸直人迎下，俠水突陷中。

缺盆 在鎖骨上窩中央，距前正中線四寸。

氣戶 在巨骨下俞府兩旁，各二寸陷中，去中行各四寸。

庫房 在氣戶下一寸六分陷中，去中行各四寸。

屋翳 在庫房下一寸六分陷中，去中行各四寸。

膺窗 在屋翳下一寸六分陷中，去中行各四寸。

乳根 在乳中下一寸六分，去胸中行各四寸。

乳中 在乳之居中，即乳頭之所在也。

不容 在幽門之下，相去一寸五分，去中行各三寸。

承滿 在不容下一寸，去中行各三寸。

梁門　在承滿下一寸，去中行各三寸。

關門　在梁門下一寸，去中行各三寸。

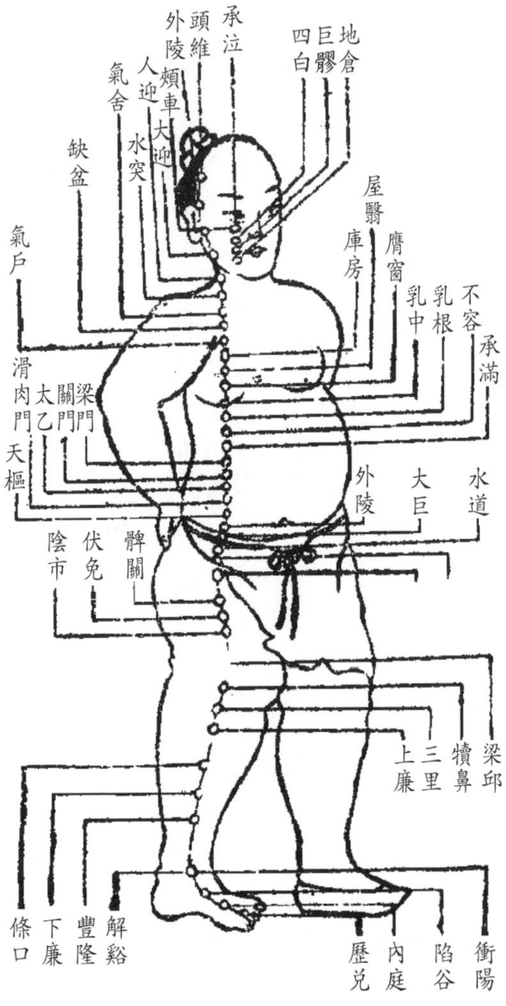

足陽明胃經

太乙　在關門下一寸，去中行各三寸。

滑肉門　在太乙下一寸，去中行各三寸。

天樞　在肓俞距一寸，俠臍中兩旁各二寸。

外陵　在天樞下一寸，去中行各二寸。

大巨　在外陵下一寸，去中行各二寸。

水道　在大巨下三寸，去中行各二寸。

歸來　在水道下二寸，去中行各二寸。

氣衝　在歸來下一寸，去中行各二寸，動脈應手宛宛中，而衝脈所起之處。

髀關　在伏兔後交紋中。

伏兔　在膝上六寸處（按以左右各三指按捺其上有肉起如兔狀故名）。

陰市　在膝上五寸伏兔下陷中。
梁邱　在膝上二寸，兩筋之間。
犢鼻　在臏膝下，胻骨上，俠解大筋陷中。
三里　在膝下三寸胻骨外廉，大筋內宛宛中，兩筋肉分間。
上廉　在三里下三寸，兩筋骨罅中。
條口　在下廉上一寸處。
下廉　在上廉下三寸，兩筋骨罅中。
豐隆　在外踝上八寸，下胻外廉陷中，足陽明絡別走太陰。
解谿　在衝陽後一寸，腕上陷中，足大指次指直上，跗上陷者宛宛中。
衝陽　在足跗上五寸，去陷谷三寸骨間。
陷谷　在足大指次指外間，本節後陷中，去內庭二寸。

內庭　在足大指次指外間陷中。

歷兌　在足大指次指之端，去爪甲角如韭葉。

五、屬於手少陰心經之穴

極泉　在臂內腋下，筋間，動脈入胸處。

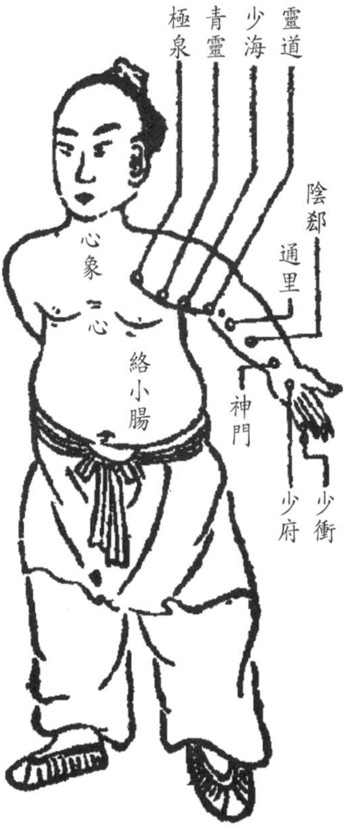

手少陰心經

青靈　在肝上三寸處。

少海　在肘內廉泉節後，大骨外去肘端五分處。

靈道　在掌後一寸五分處。

通里　在掌後一寸陷中。

陰郄　在掌後脈中，去腕五分處。

神門　在掌後銳端骨陷中。

少府　在手小指本節後，骨縫陷中。

少衝　在手小指內側去爪甲如韭葉處。

六、屬於手太陽小腸經之穴

少澤　在手小指端外側，去爪甲角下一分陷中，主小腸之金。

前谷　在手小指外側，本節前陷中，主小腸之水。

後谿 在手小指外側本節後陷中，主小腸之木。

腕骨 在手外側腕前，起骨下陷中，此為小腸之原穴。

陽谷 在手外側腕中，銳骨下陷中，主小腸之火。

養老 在踝骨前，上後一寸陷中。

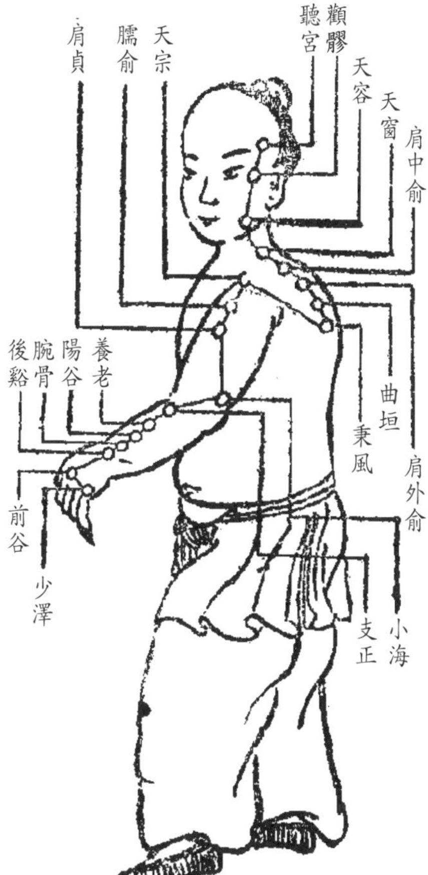

手太陽小腸經

支正　在腕後五寸處。

小海　在肘大骨外，去肘端五分陷中，主小腸之土。

肩貞　在曲髀下兩骨解間，顒後陷中。

臑俞　在俠肩髎後大骨下，胛上廉陷中。

天宗　在秉風後，大骨下，陷中。

秉風　在天髎外肩上，小顒後，舉臂有空處。

曲垣　在肩中央，曲髀陷中。

肩外俞　在肩髀上廉，去脊三寸陷中。

肩中俞　在肩髀內廉，去脊二寸陷中。

天窗　在頸大筋間，前曲頰下，扶突後，動脈應手陷中。

天容　在耳下曲頰後。

顴髎　在面鳩骨下廉，銳骨端陷中。

聽宮　在耳中，其渾如珠，其大如赤豆，為手足少陽，手太陽三脈之會。

七、屬於足少陰腎經之穴

湧泉　在足心陷中，屈足捲指宛宛中，主腎之木。

然谷　在足內踝前起大骨下陷中，主腎之火。

太谿　在足內踝後五分，跟骨動脈陷中，主腎之土。

大鐘　在足跟後踵中，大骨上，兩筋間。

水泉　在大谿下一寸，內踝下。

照海　在足內踝四分，前後有筋，陰蹻脈生處。

復溜　在足內踝上二寸，筋骨陷中，主腎之金。

交信　在足內踝上二寸處。

築賓 在內踝上腨分中。

陰谷 在膝內輔骨後，大筋下，小筋上，屈膝斯得，主腎之水。

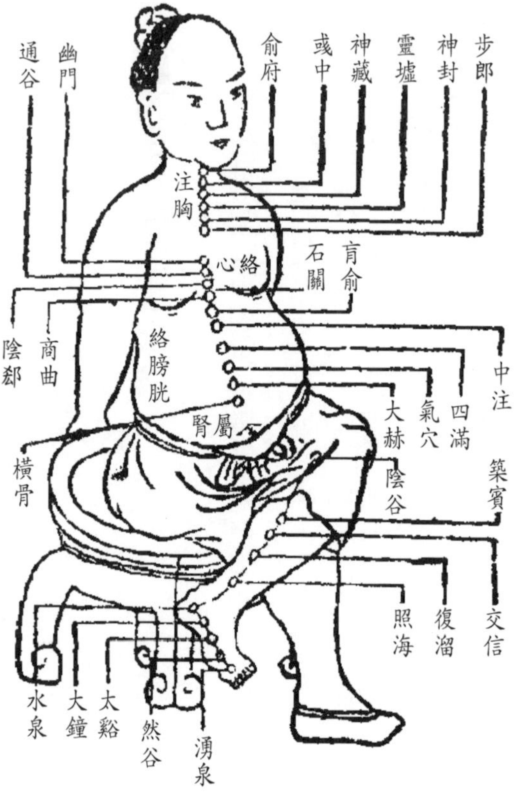

足少陰腎經

橫骨 在大赫下一寸，陰上橫骨中。

大赫 在氣穴下一寸，去腹中行一寸處。

氣穴 在四滿下一寸，去腹中行一寸處。

中注 在商曲下一寸，去腹中行一寸處。

四滿 在中注下一寸，去腹中行一寸處。

石關 在上腹部，當臍中上三寸，前正中線旁開〇・五寸。

肓俞 在商曲下一寸，去腹中行一寸處。

商曲 在石關下一寸，去腹中行一寸五分處。

陰郄 在通谷下一寸，去腹中行一寸五分處。

通谷 在幽門下一寸，去腹中行一寸五分處。

幽門 在俠巨闕兩旁一寸五分陷中。

步郎 在神封下一寸六分陷中，去胸中行二寸處。

神封　在靈墟下一寸六分，陷中，去胸中行二寸處。
靈墟　在神藏下一寸六分，陷中，去胸中行二寸處。
神藏　在彧中下一寸六分，去胸中行二寸處。
彧中　在俞府下一寸六分，去胸中行二寸處。
俞府　在氣舍下，璇璣旁，二寸陷中。

八、屬於足太陽膀胱經之穴

睛明　在目內眥頭外一分宛宛中，為手足太陽，足陽明，陰陽蹻五脈之所會。
攢竹　在兩眉頭陷中。
眉衝　在直眉頭上，神庭曲差之間。
曲差　在神庭旁一寸五分，入髮之際。

五處　在俠上星旁一寸五分處。

承光　在五處後一寸五分處。

通天　在承光後一寸五分處。

絡卻　在通天後一寸五分處。

玉枕　在通天後一寸五分，俠腦戶旁一寸三分，起玉枕骨，上入髮際二寸。

天柱　在俠項後髮際，大筋外廉陷中。

大杼　在項後第一椎下，兩旁去脊各一寸五分陷中。

風門　在項後第二椎下，兩旁去脊各一寸五分。

肺俞　在第三椎下兩旁，離脊各一寸五分。

厥陰俞　在第四椎下兩旁，離脊各一寸五分。

心俞　在第五椎下兩旁，離脊各一寸五分。

督俞　在第六椎下兩旁，離脊各一寸五分。
鬲俞　在第七椎下兩旁，離脊各一寸五分。
肝俞　在第九椎下兩旁，離脊各一寸五分。
膽俞　在第十椎下兩旁，離脊各一寸五分。
脾俞　在第十一椎下兩旁，離脊各一寸五分。
胃俞　在第十二椎下兩旁，離脊各一寸五分。
三焦俞　在第十三椎下兩旁，離脊各一寸五分。
腎俞　在第十四椎下兩旁，離脊各一寸五分，前與臍平。
氣海俞　在第十五椎下兩旁，離脊各一寸五分。
大腸俞　在第十六椎下兩旁，離脊各一寸五分。
關元俞　在第十七椎下兩旁，離脊各一寸五分。
小腸俞　在第十八椎下兩旁，離脊各一寸五分。

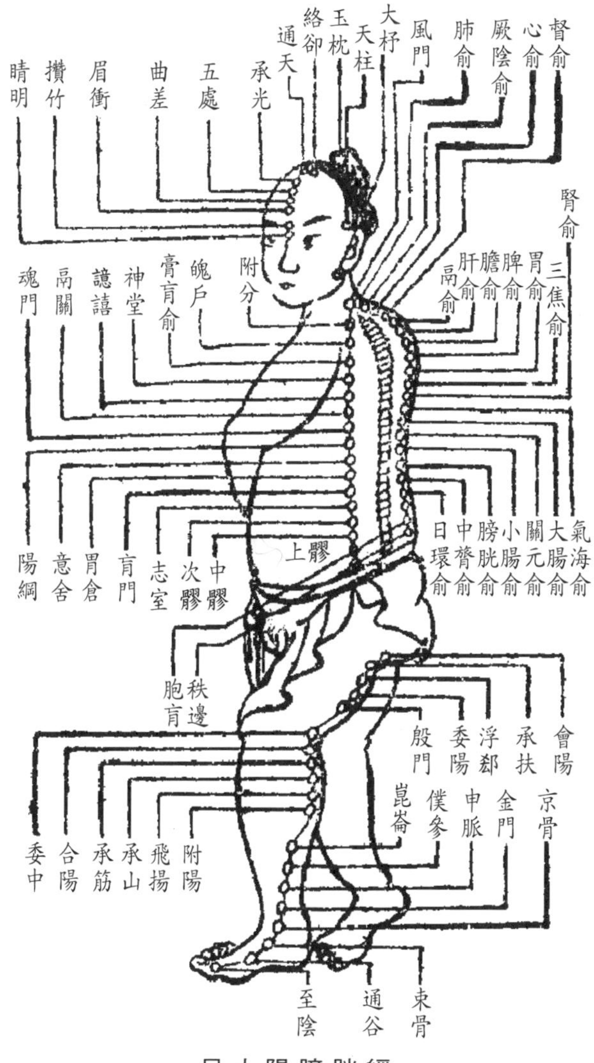
督俞
心俞
厥陰俞
肺俞
風門
大杼
天柱
玉枕
絡卻
通天
承光
五處
曲差
眉衝
攢竹
睛明
腎俞
三焦俞
胃俞
脾俞
膽俞
肝俞
鬲俞
附分
魄戶
膏肓俞
神堂
譩譆
鬲關
魂門
氣海俞
大腸俞
關元俞
小腸俞
膀胱俞
中膂俞
日環俞
上髎
中髎
次髎
志室
肓門
胃倉
意舍
陽綱
秩邊
胞肓
會陽
承扶
浮郄
委陽
殷門
京骨
金門
申脈
僕參
崑崙
附陽
飛揚
承山
承筋
合陽
委中
束骨
通谷
至陰

足太陽膀胱經

膀胱俞　在第十九椎下兩旁，離脊各一寸五分。
中膂俞　在第二十椎下兩旁，離脊各一寸五分。
日環俞　在第二十一椎下兩旁，離脊各一寸五分。
上髎　在第一空腰髁下一寸，俠脊陷中。
次髎　在第二俠骨空陷中。
中髎　在第三俠骨空陷中。
下髎　在第四空俠骨兩旁。
附分　在第二椎下，附項內廉兩旁，去脊各三寸。
魄戶　在直跗分下，三椎下兩旁去脊三寸處。
膏肓俞　在第四椎下一分，第五椎上二分，兩旁去脊各二寸。
神堂　在第五椎下兩旁，去脊各三寸。
譩譆　在肩膊內廉俠，第六椎下兩旁，去脊各三寸。

鬲關　在第七椎下兩旁，去脊二寸。
魂門　在第九椎下兩旁，去脊三寸。
陽綱　在第十椎下兩旁，去脊三寸。
意舍　在第十一椎下兩旁，去脊三寸。
胃倉　在第十二椎下兩旁，去脊三寸。
志室　在第十四椎下兩旁，去脊三寸。
胞肓　在第十九椎下兩旁，去脊三寸。
秩邊　在第二十椎下兩旁，去脊三寸。
承扶　在尻臀下陰股上紋中。
殷門　在浮郤下三寸處。
浮郄　在委陽上一寸處。
委陽　在承扶下六寸處。

委中　在膕中尖約紋動脈中。
合陽　在約紋下三寸之處。
承筋　在腨腸中央陷中。
承山　在銳腨腸下分肉間陷中。
飛揚　在外踝骨上七寸之處。
附陽　在外踝骨上三寸處。
崑崙　在足外踝後五分，跟骨上陷中。
僕參　在足跟骨下陷中。
申脈　在外踝下五分陷中。
金門　在外踝下少坵墟之後。
京骨　在足外側大骨下，赤白肉際陷中。
束骨　在足小指外側本節後，赤白肉際陷中。

通谷　在足小指外側，本節前陷中。

至陰　在足小指外側，去爪甲角如韭葉處。

九、屬於手厥陰心包絡經之穴

天池　在腋下三寸，乳後一寸，著脇、直腋、撅筋之間。

天泉　在曲肘下二寸處。

曲澤　在肘內廉陷中，天筋內側橫紋中。

郄門　在掌後去腕五寸處。

間使　在掌後三寸，兩筋間陷中。

內關　在掌後去腕二寸處兩筋間。

大陵　在掌後骨下，兩筋間陷中。

勞宮　在掌中央動脈，屈中指無名指兩間。

中衝　在手中指端，去爪甲如韭葉之陷中。

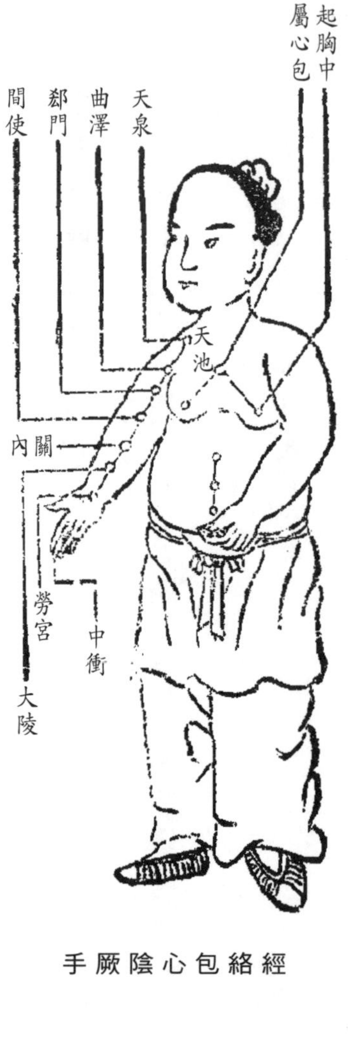

手厥陰心包絡經

十、屬於手少陽三焦經之穴

關衝　在手小指次指外側，去爪甲角如韭葉處。

液門　在小指次指歧出處之陷中。

中渚　在手小指次指本節後陷中。

陽池　在手錶腕上陷中。

外關　在腕後二寸，兩骨之間，與內關相對。

支溝　在腕後臂外三寸處兩骨間陷中。

會宗　在腕後三寸空中。

三陽絡　在臂上大交脈支溝上一寸處。

四瀆　在肘前五寸，外廉陷中。

天井　在肘外大骨後，肘上一寸，輔骨上，兩筋叉骨罅中。

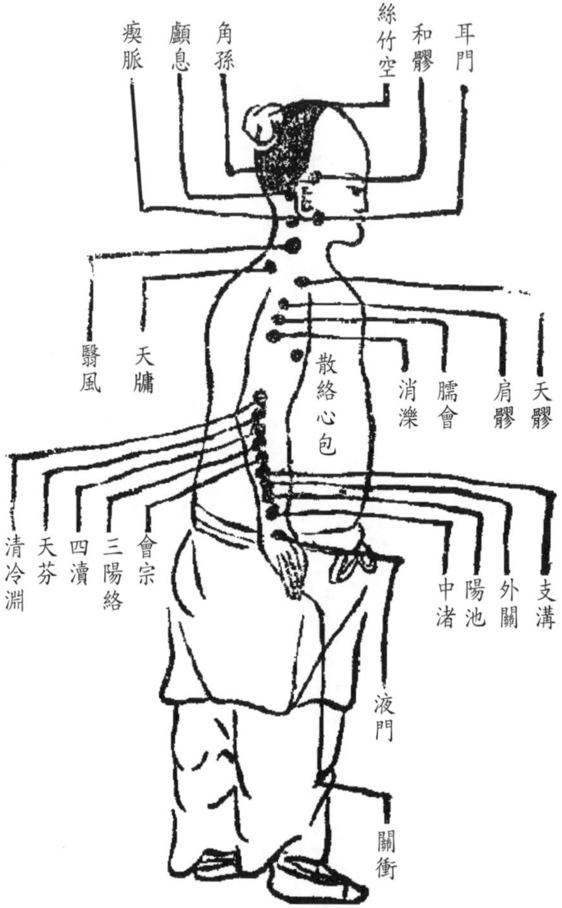
瘈脈
顱息
角孫
絲竹空
和髎
耳門
翳風
天牖
散絡心包
消濼
臑會
肩髎
天髎
清冷淵
天芬
四瀆
三陽絡
會宗
中渚
陽池
外關
支溝
液門
關衝

手少陽三焦經

清冷淵 在肘上二寸處。

消濼 在肩下臂外間，腋斜肘分下處。

臑會 在肩前廉，去肩頭三寸宛宛中。

肩髎 在肩端臑上陷中。

天髎 在肩缺盆中，上毖骨際陷中，須缺盆陷處。上有空起肉者是穴。

天牖 在頸大筋外缺盆上，天容後，天柱前，完骨上，髮際上。

翳風 在耳後尖角陷中。

瘈脈 在耳本之後雞足青絡脈處。

顱息 在耳後間青絡脈中。

角孫 在耳廓中間，開口有空者是。

絲竹空 在眉後陷中。

和髎　在耳前銳髮下橫動脈中。

耳門　在耳前缺陷中。

十一、屬於足厥陰肝經之穴

大敦　在足大指端，去爪甲如韭葉，及三毛中。

行間　在足大指縫間，動脈應手陷中。

太衝　在足大指本節後二寸，內間動脈，應手陷中。

中封　在足內踝骨前一寸，筋裏宛宛中。

蠡溝　在足內踝上五寸處。

中都　在足內踝上七寸處胻中。

膝關　在犢鼻下二寸旁陷中。

曲泉　在膝股上內側，輔骨下，大筋上，小筋下陷中。

陰包　在膝上四寸，股內廉兩筋間。

五里　在氣衝下三寸處，陰股中動脈應手處。

陰廉　在羊矢下，去氣衝二寸動脈中。

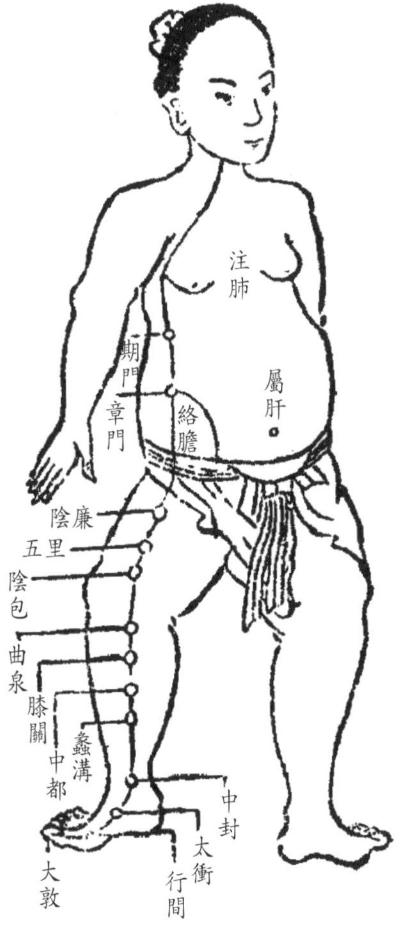

足厥陰肝經

章門　在大橫外直，季脇肋端，臑臍上二寸，兩旁各六寸。

期門　在直乳二肋端，不容旁一寸五分處。

十二、屬於足少陽膽經之穴

瞳子髎　有目外去眥五分處。

聽會　在耳微前，陷中，上關下一寸動脈宛宛中。

客主人　在耳前骨上，開口有空者是。

頷厭　在曲周下顳顬上廉。

懸顱　在曲周下顳顬中廉。

懸釐　在曲周上顳顬下廉。

曲鬢　在耳上髮際，曲隅陷中，鼓頷有空。

率谷　在耳上髮際寸半陷處宛宛中。

天衝 在耳後髮際二寸，耳上各前三分。

浮白 在耳後髮際一寸處。

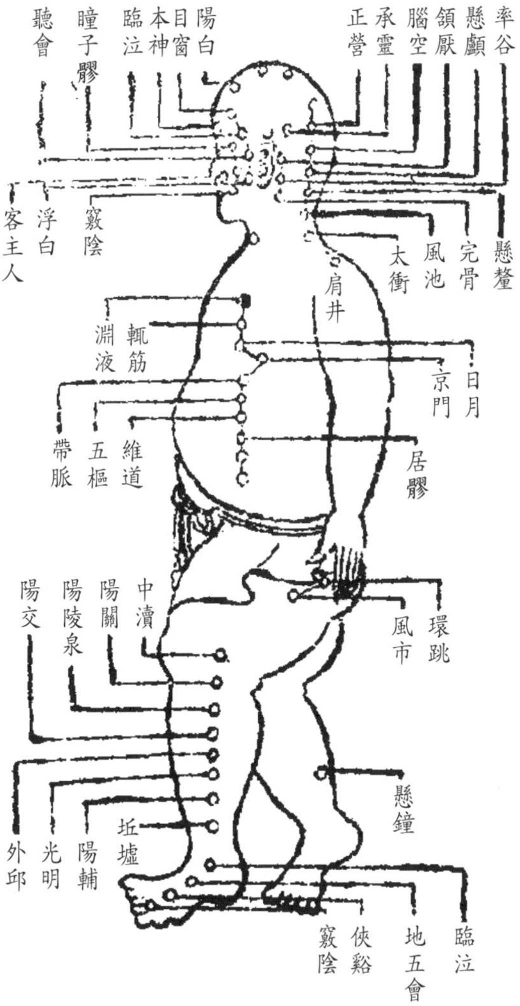

足少陽膽經圖

竅陰　在完骨上，枕骨下，動搖有空者是。
完骨　在耳後，入髮際四分處。
本神　在曲差旁一寸五分，直耳上髮際四分處。
陽白　在眉上一寸，與瞳子對直。
臨泣　在目上直入髮際五分處陷中。
目窗　在臨泣後一寸五分處。
正營　在目窗後一寸五分處。
承靈　在正營後一寸五分處。
腦空　在承靈後一寸五分，俠玉枕骨下陷中。
風池　在耳後顳顬後，腦空下髮際陷中。
肩井　在肩上陷中，缺盆上，大骨前一寸分處。
淵液　在腋下三寸宛宛中。

輒筋　在腑下三寸，復前一寸，三肋端橫直蔽骨旁七寸五分處。

日月　在期門下五分處。

京門　在監骨下腰中季肋處。

帶脈　在季肋下一寸八分陷中，臍上二分，兩旁各七寸五分。

五樞　在帶脈下三寸，水道旁五寸五分處。

維道　在章門下五寸三分處。

居髎　在章門下八寸三分處，監骨上陷中。

環跳　在髀樞中。

風市　在膝上外廉兩筋間。

中瀆　在髀外膝上五寸，分肉間陷中。

陽關　在陽陵泉上三寸，犢鼻外陷中。

陽陵泉　在膝下一寸，胻外廉陷中。

陽交　在足踝上七寸，斜屬三陰分肉之間。
外邱　在足外踝上七寸處。
光明　在足外踝上五寸處。
陽輔　在足外踝上四寸，輔骨前，絕骨端，上去邱墟七寸處。
懸鐘　在足外踝上三寸動脈中。
坵墟　在足外踝下從前陷骨縫中。
臨泣　在足小指次指本節後陷中，去俠谿一寸五分處。
地五會　在足小指次指本節後陷中，去俠谿一寸一分處。
俠谿　在足小脂次指歧骨間，本節前陷中。
竅陰　在足小指次指外側，爪甲角如韭葉處。

十三、屬於督脈之穴

長強　在脊骶骨端計三分處。

腰腧　在第二十一椎下宛宛中。

陽關　在第十六椎下。

命門　在第十四椎下。

懸樞　在第十三椎下。

脊中　在第十一椎下。

筋縮　在第九椎下。

至陽　在第七椎下。

靈台　在第六椎下。

神道　在第五椎下。

身柱 在第三椎下。

陶道 在第一椎下。

大椎 在第一椎上陷處宛宛中。

瘂門 在項後入髮際五分，項中央宛宛中。

風府 在項後入髮際一寸，大筋內宛宛中。

腦戶 在枕骨上，強間後一寸五分處。

強間 在後頂之後一寸五分處。

後頂 在百會後一寸五分，枕骨之上。

百會 在前頂後一寸五分，頂中央旋毛中。

前頂 在顖會後一寸五分，骨門陷中。

顖會 在上星後一寸陷中。

上星 在神庭後入髮際一寸陷中。

神庭　在鼻直上入髮際五分處。
素髎　在鼻柱上端準頭。
水溝　在鼻柱下溝中央，近鼻孔陷中。
兌端　在唇之上端。
齗交　在唇內齒上齦縫中。

十四、屬於任脈經之穴

會陰　在兩陰之間，任督衝三脈所起之處。
曲骨　在橫骨上，中極下一寸毛際陷中。
子宮　在中極兩旁各開三寸處。
中極　在關元下一寸，臍下四寸處。
關元　在臍下三寸處。

石門　在臍下二寸處。
氣海　在臍下一寸五分宛宛中。
陰交　在臍下一寸，當膀胱之上。
神闕　在臍之中央。
水分　在下腕下一寸，臍上一寸處。
下腕　在建里下一寸，臍上二寸處。
建里　在中腕下一寸，臍上三寸處。
中腕　在上腕下一寸，臍上四寸處。
上腕　在巨闕下一寸，臍上五寸處。
巨闕　在鳩尾下一寸處。
鳩尾　在兩歧骨下一寸處。
中庭　在膻中下一寸六分陷中。

膻中　在玉堂下一寸六分橫量兩乳間陷中。
玉堂　在紫宮下一寸六分陷中。
華蓋　在璇璣下一寸六分陷中。
璇璣　在天突下一寸六分陷中。
天突　在頸結喉下一寸宛宛中。
廉泉　在頭下結喉上中央。
承漿　在唇稜下陷中。

十五、屬於衝脈經之穴

幽門　在巨闕旁。
通谷　在上腕旁。
陰郄　在通谷下。

石關　在陰郄下。

商曲　在石關下。

肓俞　在商曲下。

中注　在肓俞下。

四滿　在中注下。

氣穴　在四滿下。

大赫　在氣穴下。

橫骨　在大赫下。

十六、屬於帶脈經之穴

帶脈　在季脇下一寸八分處。

五樞　在帶脈下三寸處。

維道　在章門下五寸三分處。

十七、屬於陽蹻之穴

申脈　在外踝之下。

僕參　在跟骨之下。

跗陽　在外跟之下。

居髎　在章門之下。

肩髃　在肩之端。

巨骨　在肩之端。

臑俞　在肩髃骨後，甲骨上廉。

地倉　在口吻之旁。

巨髎　在鼻之兩旁。

承泣　在目下相距七寸處。

十八、屬於陰蹻之穴

照海　在足內踝下。

交信　在足內踝上。

十九、屬於陽維之穴

金門　在足外踝下。

陽交　在足外踝上。

臑俞　在肩後甲上。

臑會　在肩之前廉。

天髎　在缺盆之上。

肩井　在肩頭之上。
陽白　在肩之上部。
本神　在曲差之旁。
臨泣　在兩目之上。
目窗　在臨泣之後。
正營　在目窗之後。
承靈　在正營之後。
腦空　在承靈之後。
風池　在腦空之下。
日月　在期門之下。
風府　在項後大筋間。
瘂門　在項後之中央。

二十、屬於陰維之穴

築賓　在足內踝之上。

腹哀　在日月之下。

大橫　在腹哀之下。

府舍　在腹結之下。

期門　在兩乳之下。

天突　在結喉之下。

廉泉　在結喉之下。

廿一、經外之奇穴

內迎香　二穴，在鼻孔之中。

鼻準　二穴，在鼻柱尖上。

耳尖　二穴，在耳尖上，捲耳取尖上是。

聚泉　一穴，在舌上，當舌中，吐出舌中直有縫陷處。

金津　一穴，在舌下左旁紫脈上。

玉液　一穴，在舌下右旁紫脈上。

魚腰　二穴，在兩眉之中間。

海泉　一穴，在眉下中央脈上。

太陽　二穴，在眉梢兩旁陷中，太陽紫脈之上。

大骨空　一穴，在大指中節上，屈指當骨尖陷中。

中魁　二穴，在中指第二節骨尖。

八風　二穴，在手指歧骨間，左右各一。

八邪　二穴，在手指歧骨間，左右各一。

大都　二穴，在次指虎口赤白肉際。
上都　二穴，在手食指中指本節歧骨間。
中都　二穴，在手無名指本節歧骨間，一名液門。
下都　二穴，在手小指本節後歧骨間。
十宣　十穴，在手指頭上，去爪甲角一分處，每指各一穴。
五虎　四穴，在手食指及無名指第二節骨尖。
肘尖　二穴，在手肘骨尖上。
肩柱骨　二穴，在肩端起骨尖上。
二白　四穴，在掌後橫紋中，直上四寸，二手二穴。（按：即郄門）
獨陰　二穴，在足第二指下橫紋中。
內踝尖　二穴，在足內踝骨尖。

外踝尖 二穴，在外廉轉筋。

鬼眼 四穴，在手大指去爪甲如韭葉處。

中泉 二穴，在手背腕中，陽谿陽池之間陷中。

小骨空 二穴，在手小指第二節尖上。

印堂 二穴，在兩眉中陷處。

子宮 二穴，在中極兩旁，各開三寸處。

蘭門 二穴，在曲泉兩旁，各開三寸陷中。

百蟲窠 二穴，在膝內廉上三寸。（**按即血海**）

按以上諸穴道，其各經通行與別一經銜接會合之處甚多，且異位同名，異名同位，亦已屢見，其間加以分析，始足有效，否則盲人瞎馬，欲尋經而無從矣。

故每經各穴，必附以圖，然圖之一物，但能示表面之形狀，而決不能示肌裏之情形，人身如小天地，其關節筋骨之處，穴道或藏於罅隙，或據乎突屈，而其一筋一脈之內容，一皮一骨之構造，勢不能就外面之形式而為肯定，此等所在，則又非圖式所可表示者矣。

故圖中所列，謹就參考所得，使人易於明瞭，闕漏在所不免，而重複如手足三里等穴，要亦宜加以分晰，故所列圖形，皆以十二經及奇經八脈為率，凡可以繪圖列說者，無不詳之，至其非圖形之可表顯者，亦只從略。

此非自遁，究其實，如能於此外面各穴，有所心得，則雖不用圖解，亦可以探驪得珠，而入其堂奧，否則即知亦徒然，此衝帶脈陰陽蹻陰陽維各穴之所以從略而並不附圖焉。

穴同名異類

一穴二名

後頂一名交衝　經間一名大羽　竅陰一名枕骨　腦戶一名合顱

曲鬢一名曲髮　腦空一名顳顬　顱顖一名顖悤　聽宮一名所聞

瘈脈一名春脈　素髎一名面正　水溝一名人中　承漿一名懸漿

廉泉一名舌本　風府一名舌本　上星一名神堂　絲竹空一名目髎

清明一名淚孔　巨髎一名巨窌　肩井一名膊井　淵液一名泉液

臑會一名臑髎　大雅一名百勞　命門一名屬累　風門一名熱府

巨闕一名心募　期門一名肝募　腎俞一名高蓋　中膂內膂一名脊內俞

天窗一名窗籠　天鼎一名天頂　天突一名天瞿　扶穴一名水穴

天池一名天會　人迎一名五會　缺盆一名天蓋　腧府一名輸府

玉堂一名玉英　神闕一名氣含　四滿一名髓府　腹結一名腸窟

衝門一名上慈宮　氣衝一名氣衝　横骨一名曲骨端　輒筋一名神光

陽輔一名分肉　陰都一名食宮　水突一名水門　水分一名分水

會陰一名屏翳　會陽一名利機　太淵一名太泉　商陽一名純陽

二間一名間谷　三間一名少谷　合谷一名虎口　陽谿一名中魁

三里一名手三里　少衝一名經始　少海一名曲節　少澤一名小吉

天泉一名少濕　陽池一名通門　支溝一名飛虎　蠡溝一名交儀

中封一名泉　中都一名中郄　三陽絡一名別陽　陰包一名陰胞

陰交一名横戶　委中一名血郊　懸鐘一名絕骨　漏谷一名太陽絡

地機一名脾舍　血海一名百蟲窠　上廉一名上巨虛　下廉一名下巨虛

陰市一名陰鼎　伏兔一名外勾　太谿一名呂細　照海一名陰蹻

金門一名梁關
崑崙一名下崑崙
飛揚一名厥陽
附陽一名付陽
僕參一名安效
環跳一名臏骨
申脈一名陽蹻
湧泉一名地沖

一穴三名

絡卻一名強陽一名腦蓋
禾髎一名長悤一名禾窌
膻中一名亶中一名元見
鳩尾一名尾翳一名髑骬
客主人一名上關一名客主
童子髎一名前關一名太陽
肩髃一名中肩一名偏骨
脊中一名神宗一名脊俞
頰車一名機關一名曲牙
聽會一名聽河一名機關
上脘一名上管一名胃脘
中脘一名太倉一名胃募
氣海一名脖胦一名下音
氣海一名胞門一名子戶
中府一名附中俞一名門募
勞宮一名五里一名掌中
大赫一名陰籬一名陰關
長強一名氣郄一名撅骨
日月一名神光一名膽募
承筋一名機腸一名真陽
溫溜一名池頭一名逆注
復溜一名呂陽一名伏勾
陽關一名陽陵一名關陵
陽交一名月陽一名足窌
神門一名銳中一名中都
然谷一名然骨一名龍淵

一穴四名

啞門——一名瘖門　一名舌橫　一名舌厭

攢竹——一名始光　一名光明　一名員柱

關元——一名丹田　一名大中極　一名小腸募

中極——一名玉泉　一名氣泉　一名膀胱募

天樞——一名長谿　一名穀門　一名大腸募

京門——一名氣俞　一名氣府　一名腎募

承山——一名內柱　一名魚腹　一名腸山

承扶——一名內郄　一名陰關　一名皮部

一穴五名

百會——一名三陽　一名五會　一名巔上　一名天滿

章門——一名長平　一名季脇　一名脇髎　一名脾募

一穴六名

腰俞——一名背解　一名髓府　一名腰柱　一名腰戶　一名髓孔

右門——一名利機　一名丹田　一名精露　一名命門　一名三焦募

名同穴異類

頭臨泣足臨泣　頭竅陰足竅陰　腹通谷足通谷
背陽關足陽關　手三里足三里　手五里足五里

氣血與點穴之關係

人之一身，如一小天地也，各穴之分佈於人體，如星辰之分佈於太空，筋脈之貫通於全身，如山川之流行於大地；其餘孔竅毛髮之所被，則如草木生物雜生於天地之間，此為外表之徵象。至於五臟合於五行之生剋，十二經合於十二時之位置，各穴之合於周天定數，則人身固儼然一小天地矣。

考人之所以得生存者，全恃氣之與血，故醫家云：氣血為人生養命之源。其信然也，惟以其為養命之源，故必視之極實寶貴，而善為調攝，不容或有損害；如受損害；則養命源即傷，而生機亦因之而絕，亦如山之崩，川之決，由小而大，以至於不可收拾；即不擴大，而損害之處，創亦必巨，欲平崩山，欲塞決川，亦非易易也。

丹士之言曰：人身之有氣血，猶天地間之有日月焉。日月為陰陽之表象，晝夜於以分也。日月者，亦所以使天地光明，世界有滋生而向榮之勢。否則日月失其光明，則天地瞑晦，生機滅而死機長矣。

人身之氣血，亦陰陽之所繫焉。其流通無阻也，如上月之麗空，生機蓬勃，精神振而百邪遠。若一旦為外物所阻，流行不暢，則如上月之被蝕，足使光明頓失，而成瞑晦之象，人身於以病矣。故人身之於氣血，猶天地之於日月，其重要固不待言也。

至於點穴之道，亦惟氣血之所歸。蓋氣之與血，各有一端，其流行也，固亦有一定之循徑，而所經穴道，亦依次而至，而就其端而點之，則有如遏流，氣血之端，既不能前行，而後面正湧至，則勢必使全體失其功能，以至於或暈或啞，以及於死。

若在氣血中流而點之，為害雖不如上述之甚，則有如急湍橫流，於中流壅塞之，在前者固一瞬即逝，而在後者不能繼至，至成首尾不能兼顧之局，亦足以使全身機樞，失其功效。故點穴者，實點於氣血端之前，而使其不能通達，以影響於全身者也，亦如日月之被蝕，而不能顯其光明，而成瞑晦之象焉。

夫此皆點穴與氣血流行之關鍵，而非不治之症也，點穴而至於不治者，必在死穴。其穴本統司一身之機樞，在氣血未注之時，略有損傷，猶可藉人力以醫之；若氣血方注於死穴之時，其人之所點，又為氣血端之死穴，則雖華扁，無能為也。故習點穴者，必先知穴之所在，而又必知血氣之循行，然後施之，始克有效。

夫氣與血之流行，固有定時，某時在某處，某時入某經，初無略誤。而點穴者，於尋穴之外，又須依時。若時之未至，雖點無傷，氣血未至也；若時之已過，雖點不效，氣血已過也；而欲於不先不後、不偏不倚而點一穴，是其難固可知矣。無論如何，點穴者必先知氣血之元始。

十二經氣血流注時辰歌解

手太陰肺經穴歌

手太陰肺十一穴，中府雲門天府訣，
夾白尺澤孔最存，列缺經渠太淵涉，

魚際少商如韭葉。左右二十二穴

此一經起於中府，終於少商，取少商魚際太淵經渠尺澤，脈起中焦，下絡大腸，還循胃口，上隔屬肺，從肺系橫出液下循臑內，行少陰心主之前，下肘中，循臂內上骨下廉，入寸口上魚，循魚際大出指端。其支者從腕後列缺穴，直出次指內廉出其端，交手陽明也。多氣少血，寅時注此。

手陽明大腸經穴歌

手陽明穴起商陽，二間三間合谷藏，
陽谿偏歷溫溜長，下廉上廉手三里，
曲池肘髎五里近，臂臑肩髃巨骨當，
天鼎扶突禾髎接，鼻旁五色號迎香。左右四十穴。

此一經起於商陽，終於迎香，取商陽二間三間，合谷陽谿曲池，其脈起於大指次指之端，循指上廉，出合谷兩骨之間，上入兩筋之中，循臂上廉，入肘外廉，上循臑外，前廉上筋出髃骨之前廉，上出柱骨之會，上下入缺盆絡肺。下膈屬大腸，其支者，從缺盆上頸貫頰，入下齒縫中，還出俠口交人中，左之右，右之左，上俠鼻孔，循禾髎迎香而終，以交於足陽明也，是經氣血俱多。卯時氣血注此，受手太陰之交。

足陽明胃經穴歌

四十五穴足陽明，頭維下關頰車停，
承泣四白巨髎經，地倉大迎對人迎，
水突氣舍連缺盆，氣戶庫房屋翳屯，
膺窗乳中延乳根，不容承滿梁門起，

闕門大乙滑肉門，天樞外陵大巨存，
水道歸來氣衝次，髀關伏兔走陰市，
梁邱犢鼻足三里，上巨虛連條口位，
下巨虛跳上豐隆，解谿衝陽陷谷中，
內庭厲兌經穴終。**左右九十穴**

此一經起於頭維，終於厲兌，取厲兌內庭陷谷衝陽解谿三里，脈起於鼻交頞中旁，約太陽之脈，下循鼻外，上入齒中，還出俠口，環唇下交承漿，卻循頤後下廉出大迎，循頰車，上耳前，過客主人，循髮際，至額顱。其支別者，從大迎前下人迎，循喉嚨，入缺盆。下膈屬胃絡脾，其直行者，從缺盆下乳，內廉俠臍，入氣衝中。其支者起胃下口，循腹裏至下氣衝而合，以下髀關，抵伏兔下入膝臏中，下循胻外廉下足跗，入中指外間。其支者，下膝三寸，而別以下入中指外間。其支者別跗上入大指間，出其端以交於太陰也。多血多氣，辰時氣血注此。

足大陰脾經穴歌

二十一穴髀中州，隱白在足大指頭，
大都太白公孫盛，商邱三陰交可求，
漏谷地機陰陵穴，血海箕門衝門開，
府舍腹結大橫排，腹哀食竇連天谿。左右四十二穴

此一經起於隱白，終於大包，取隱白大都大白商邱陰陵泉，與井滎俞經合也。脈起大指之端，循指內側白肉際，過竅骨後，上內踝前廉，下腨內循胻骨後，交出厥陰之前，上循膝股，內前廉，入腹屬皮絡，胃上膈，俠咽入舌本，其支別者，復從胃別上膈，注心中。少血多氣，巳時氣血注此。

手少陰心經穴歌

九穴午時手少陰，極泉清靈海少深，
深靈道通里陰郄遂，神門少府少衝尋。左右一十八穴

此一經起於極泉，終於少衝，取少衝少府神門靈道少海，脈起心中，出屬心系下膈，絡小腸。其支者，從心系上俠咽繫目。其直者復從心系郄上肺，出腋下，下循臑內後廉，行太陰心主之後，下肘內廉，循臂內後廉，抵掌後銳骨之端，入掌內廉，循小指之內出其端。多氣少血，午時氣血注此。

手太陽小腸經穴歌

手太陽穴一十九，少澤前谷後谿藪，

腕骨陽谷養老繩，支正小外輔肘，
肩貞臑俞接天宗，髎外秉風曲垣首，
肩外俞連肩中俞，天窗乃與天容偶，
銳骨之端上顴髎，聽宮耳前珠上走。左右三十八穴

此一經起於少澤，終於聽宮，取少澤前谷後谿陽谷小海，脈起小指之端，循手大側上腕，出踝中直上，循臂骨下廉出肘內側兩骨之間，上循臑外，後廉出肩解繞肩胛交肩上，入缺盆，絡心循咽下抵膈胃，屬小腸。其支者從缺盆，貫頸上頰，至目銳眥，卻入耳中，其支別者，別循頰上䪼，抵鼻至目內眥也。多血少氣，未時氣血注此。

足太陽膀胱經穴歌

足太陽經六十七，睛明目內紅肉藏，

攢竹眉衝與曲差，五處上寸半承光，
通天絡卻玉枕昂，天柱後際大筋外，
大杼背部第二行，風門肺俞厥陰四，
心俞腎俞膈俞強，肝膽脾胃俱挨次，
三焦腎氣海大腸，關元小腸到膀胱，
中膂白環仔細量，自從大杼至白環，
各各節外寸半長，上髎次髎中復下，
一空二空腰髁當，會陽陰尾骨外取，
附分俠脊第三行，魄戶膏肓與神堂，
譩譆膈關魂門九，陽綱意舍乃胃倉，
育門志食胞盲續，二十椎下秩邊場，
承扶腎横紋中央，英門浮郄到委陽，

委中合陽承筋是，承山飛陽踝陽附，
崑崙僕參連申脈，金門京骨束骨忙，
通谷陰至小指這次。一百三十四穴

此一經起於睛明，終於至陰，取至陰通谷束骨京骨崑崙委中，脈起目內眥，上額交巔上。其支者從巔至耳上角。其直行者從巔入絡腦，還出別下項，循肩膊內俠脊抵腰中，入循膂絡。腎屬膀胱，其支別者，從腰中下貫臀，入膕中。其支別者，從膊內左右別下，貫胛俠脊內過髀樞，循髀外後廉下合膕中，以下貫腨內，出外踝之後，循京骨，至小指外側端。多血少氣，申脈氣血注此。

足少陰腎經穴歌

足少陰穴二十七，湧泉然谷太谿溢，

大鐘水泉通照海，復留交信築賓實，陰谷膝內附骨後，已上從足走至膝，橫骨大赫聯氣穴，四海中注肓俞臍，商曲賓關陰都密，通谷幽門寸半闢，折量腹上分十一，步廊神封陰靈墟，神藏彧中俞府畢。**左右五十四穴**

此一經起於湧泉，終於俞府，取湧泉然谷太谿後溜陰谷，脈起小指之下，斜趨足心，出然骨之下，循內踝之後，別入跟中，上腨內出膕內廉上，股內後廉。貫脊屬腎絡膀胱，其直行者，從腎上貫肝膈入肺中，循喉嚨俠舌本。其支者，從肺出絡心，注胸中。多氣少血，酉時氣血注此。

手厥陰心包絡經穴歌

九穴心包手厥陰，天池天泉曲澤深，
郄門間使內關對，大陵勞宮中衝侵。左右一十八穴

此一經起於天池，終於中衝，取中衝勞宮，大陵間使曲澤，脈起胸中，出屬心包，下鬲應歷三焦。其支者，從胸出脇下腋三寸，上抵腋下，下循臑內，行太陰少陰之間，入肘中，下臂行兩筋之間，入掌中，循中指出其端。其支別者，從掌中循小指次指出其端。多血少氣，戌時氣血注此。受足少陰之交，其系與三焦之系連屬。

手少陽三焦經穴歌

二十三穴手少陽，關衝液門中渚旁，

陽池外交支溝正，會宗三陽四瀆長，
天井清冷淵消濼，臑會肩髎天髎堂，
天窗翳風瘈脈青，顱息角孫絲竹張，
和髎耳門聽有常。左右四十六穴

此一經起於關衝，終於耳門，取關衝液門中渚陽池支溝天井，脈起手小指次指之端，上出次指之間，循手錶腕出臂外，兩骨之間，上貫肘，循臑外上肩，交出足少陽之穴，入缺盆交膻中，散絡心包下膈，偏屬三焦。

其支者，從膻中上出缺盆，上項俠耳後，直上出耳上角，以屈下頰至頔，其支者，從耳後入耳中，至目銳眥。多氣少血，亥時氣血注此，受手厥陰之交。

足少陽膽經穴歌

少陽足經瞳子髎，四十四穴行迢迢，
聽會上關頷厭集，懸顱懸釐曲鬢翹，
率谷天衝浮白次，竅陰完骨本神邀，
陽白臨泣目窗闢，正營承靈腦空搖，
風池肩井淵液部，輒筋日月京門標，
帶脈五樞維道續，居髎環跳風市招，
中瀆陽關陽陵穴，陽交外邱光明消，
陽輔懸鐘邱墟外，足臨池地五俠谿，
第四指端竅陰畢。**左右八十八穴**

此一經起於童子髎，終於竅陰，取竅陰俠谿臨泣邱墟陽輔陽陵，脈起目銳眥，上抵角下，耳後循頸，行手少陽之前，至肩上，卻交出手少陽之會，入缺盆。其直者，從耳後入耳中，走耳前，至目銳眥後。其支者，別目銳眥下大迎，合手少陽抵𩑶下，加頰卓下頸合缺盆，下胸中，貫膈絡痺，屬膽，循脇裡出氣衝，繞毛際，橫入痺厭中。

其直者，從缺盆下，腋胸循過季脇下，合髀厭中，以下循髀陽出膝外廉下，外輔骨之前，直下抵絕骨之端，下出外踝之前，循足附上入小指次指之間。其支者，別跗上入大指，循岐骨內出其端，還貫入爪甲，出三毛。多氣少血，子時氣血注此。

足厥陰肝經穴歌

一十三穴足厥陰，大敦行間太衝侵，
中封蠡溝中都近，膝關曲泉陰包臨，

五里陰陽矢穴，章門常對期門深。二十六穴

此一經起於大敦，終於期門，取大敦行間太衝，中對曲泉，脈起大指聚毛之際，上循足跗上廉，去內踝一寸，上踝八寸，交出太陰之後，上膕內廉循股，入陰中環陰器，抵小腹，俠胃屬肝絡膽，上貫膈，布脇肋，循喉嚨之後，上入頏顙，連目系，上出額，與督脈會於巔。其直者，從目系下頰裏，環唇內。其支者，復從肝別貫膈，上注肺，多血少氣，丑時氣血注此。

練習點穴之人，於氣血經行之途徑及按時流注之處，則可參合各說，互相印證。

以上所舉者，雖僅十二時之氣血流注，與十二經之所屬，不及於全身各氣血之流注，似感不全，然我既知某時氣血流注於某經，某經之主穴，又屬於何處，但一究其氣血循行之順逆，則不及某時，氣血未至某經，已過某時，則氣血已過某經，依時辰相距之久暫，不難推想而知其所在，此亦如為遠遊者計行程也。

學習點穴者，若單憑歌訣之指示，而不下苦功，探討研求，是必不能有所成就。故予謂練習此道者，對於各經各穴之部位，固宜稔知，而對於周身氣血循行之理，亦宜有深奧之探討，然後合併而揣摩之，則必能豁然貫通，無論在何時間，舉手點穴，發無不中，此無他，心領之而神會之耳。

蓋點穴者，點住其氣血流行之頭，使之阻塞而已，既深知之（如甘時氣血之頭，當在某穴，就其穴而點之，自能應手奏效），更運其指功以點穴，而絕其氣血循行之道，亦正如舉手閉門，以阻人之出入，固易為之事，予故謂全在學者之探求領悟也。

茲更將十二時所主之穴列下。

十二時所主之穴道

子時人中穴，丑時天庭穴，寅時喬穴空，卯時大杼穴，辰時太陽穴，巳時上倉穴，午時脈腕穴，未時七坎穴，申時丹田穴，酉時白海穴戌時下陰穴，亥時湧泉穴。

點穴法中之三十六主穴

人身穴道，雖應周天之數，然在點穴法中，主穴凡三十有六。此三十六穴，一被點打，即有生命之虞，且受傷之後，救治亦非易易，故善此者對於茲三十六主穴，極力避免，不肯輕易下手也。

諺有云，穴有死暈，點有輕重，此三十六穴，實即死穴，點重不救，非若暈穴，補點之後，雖不省人事，及加以救治，立刻可以蘇醒。

茲將死穴之名列後，並附圖明之：

百會、太陽、鼻梁（按即喬空穴）、人中、牙腮（按，即大杼）、開空（按，即禾髎）、天井（按，即巨骨）、肩井、氣門（按，即氣舍穴）、玄機、將台、期門、七坎、章門、丹田、下陰、白海、曲池、脈腕、三陰焦、陽衝、太谿、太衝、湧泉、天股、對口、鳳眼、掛膀、鳳凰眼（按，即神堂）、脊梁、鳳尾、脊心、精促、笑腰、敲尻、踝骨。

以上三十六穴，雖所舉之名，中多相異之處，然以下列圖中之部位，與十二經所屬穴道圖，兩相印證，即可知其原名矣。

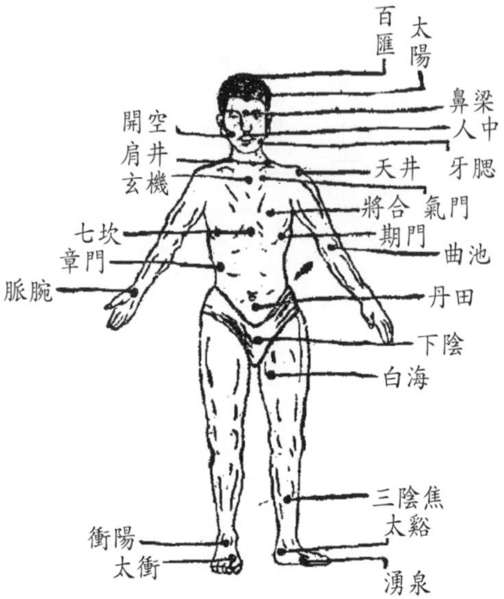

百匯
太陽
鼻梁
開空
人中
肩井
牙腮
玄機
天井
將合
氣門
七坎
期門
章門
曲池
脈腕
丹田
下陰
白海
三陰焦
衝陽
太谿
太衝
湧泉

主穴正面圖

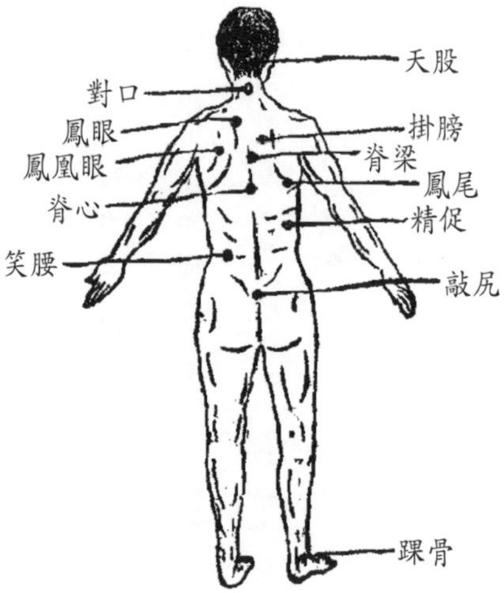

天股
對口
鳳眼
掛膀
鳳凰眼
脊梁
鳳尾
脊心
精促
笑腰
敲尻
踝骨

主穴背面圖

點穴之練習

夫點穴而欲制人者，傷德事也，然有時不得不用，如強敵當前，欲制我於死地，若不以相當之法應付之，則不啻自殘其生，自甘寂滅。夫如此則為正用。若恃以欺弱暴寡，殊去本旨遠矣。

蓋點穴法者，以救人治病為第一要著，如我被人所傷，知其所傷何穴，是穴屬於何經，當從何穴施手法，或投以何種藥物，而使之痊癒，斯是正宗。若徒恃以制人者，斯左道耳。

然無論關於制人或拯人者，須必有一番練習，始克致用。否則但知穴之名，穴之所在，伸指點之，亦非不中，而不得其效者何也？是亦如孺子見鼎而知鼎，見淵而知淵，惟不能舉是鼎，而渡是淵也。故點穴者既宜具有德行，而又須經一番練習，始克與言也。否則徒知穴脈，固無濟於其事；徒有武功，無所施其技，左右掣肘，毫無是處矣。

然則所謂練習者將何從入手？曰此等功夫，非如尋常之溜腿踢足，奮拳揮掌已也。尋常拳腳，乃厲氣之所鍾，行之於叫囂隳突之場，亦足稱雄座右，然不足恃也；點穴之法，乃知氣之所在，運之於安閒貞靜之時，談笑以退頑強，故其不同如此，而練法亦各異也。

總而言之，拳腳者，外表之功夫也，人人易見而易學；點穴者，內實之功夫也，雖非人人之所不得而知，實非人人之所能習也，且習此法者，必先究其人之可學與否，亦不似拳法之徒恃動作為能事，其人之天分高，悟性良者，雖恂恂小子，手不足以縛雞者，學此亦無不成，其人之資質鈍，不易化者，雖糾糾勇夫，力足以舉鼎者，學此亦必無就。故此點穴之法非盡人所能學，而古今來精於此道者，不聞有幾人焉。

今且將練習各法，分別錄下，以供博採焉。

▲練習點穴之第一層功夫

認穴

點穴之法，其主要處完全在於穴道。知穴之所在，依其定時，舉手點之，始克有效。否則如盲人瞎馬，決難望其有成。故在著手之初，最要之關目，厥惟認穴，將全身各穴，認之遍及，非但能口言其處，並能瞑目撫之，百不爽一，則功斯成矣。

其練習之法，先就一經之統屬各穴起（**如先將手太陰肺經各穴起練**），先記其一經之穴名，次憶其穴道之部位，再用一木人，身繪一經穴之所在，志以暗記，先視而點之，漸熟之後，則瞑而點之，最後如能在黑暗中點之，無一或失，則一經成矣。

然後更以別一經所屬之各穴，如法演習之，由一而二，依次遞加而至於十二經督任衝帶陰陽蹻維所屬之各穴，完全遍及，然後更將各穴合併而行之，百無一失，則認穴之功成矣。

夫穴者所占之地位極小，不可絲毫差池者也，故認穴一道，在尋常人視之，以為非極難之事，然就實在言之，要亦非極易之事也，因一穴之所在，其所占之處，周不及二三分，且連屬處其他穴道亦不少，最近者相距只二三分處，萬一疏忽，誤此為彼，或誤彼為此，在制人者，固不足以應手奏功；而醫人者，適足因此貽禍，故點穴一法，無論欲制人，欲治人，於認穴一道，切不可不慎。認穴能真，雖危急之症，亦可應手而癒。認穴不切，則誤人亦等於砒鴆。

學技之人，點穴之法，固不容不知，且不容不深知，非為他也，認穴一步功夫，能真切無誤後，以下更進而求他，著手固較易，收效速矣。然此一步功夫，非一年不可。

尋徑

所謂點穴者，其所點之處，須在主穴，而非空穴（按，空穴即氣未至，及氣血已過之穴道）。若點空穴，則指頭上雖有功夫，亦決不能應手奏效。欲其奏效，則惟有點在氣血頭上，則如照海尋珠，萬無一失。惟氣血頭之所至，有一定之時刻；氣血之經行，有一定之路程。十二時辰，合於十二經，而十二經所屬之穴，亦應十二時辰。

故點穴者，除知穴道所在之處外，猶須知人身氣血流行之途徑，與夫何時辰氣血頭當達何穴，何時辰氣血頭當過某處，不稍錯誤，然後依時辰之變化，而點於應點之穴，則氣血之頭被遏，前行不得，後又壅塞，足以使其人閉氣受制（按，時辰一說，亦不能固定，經訣所指，不過擇其主要穴道而言，其餘小穴，固不詳載，是則在學者之用心體會，不妨以周天定時之數而參酌之，因周天之百六度，而人身之穴道，亦稱是，依是理而推求之，必有所得。如某時氣血之頭，應在某穴，今未及某時一刻，或已過某時一刻，則氣血頭之所在，不難推求而得。惟有一事，必須詳加研求，即氣血之循行，究竟向上逆行，或向下順行，或向旁橫行，茲數者，勢必知其詳細，始可得心應手。否則誤其前後左右亦不足奏功也）。

此於血液循行，固不可不知，而十二經所應時辰，亦須深明也。我所謂尋徑者，即尋氣血流行之途徑也。

在表面觀之，此一事似較認穴為簡，其實較認穴為難，惟二事須並行不悖，可收互相為用之功，而致其術於實用。尋徑一事，無他法可以練習，惟有熟讀歌訣，而深究其循環之理，使周天定時之說，與穴道相合，然後審時而行之，無不中矣。

考問

練習點穴者，對於認穴尋徑二事，自審有相當之辨識後，尤須加以考問，以免舛誤。其法最好與精於此道之人，日夕相處，在閒暇之時，請其舉一穴名，詢其穴之何在，或指一地位，詢其地之為何穴，先以各主要穴道相盤詰，次及於各小穴暨經外奇穴等，不依規矩，間雜相問，能對答無誤後，則進一步盤詰各穴所屬之經絡，內應在臟腑之何部；再進一步，則問氣血循行之途徑，並及於何時何刻，當點何穴，則可傷人之何經何絡，內引何臟，被點者當有何種現象，救治當用何種手法，或何種藥物。如此遂日盤詰，可收事半功倍之益（按，盤詰一法，正如良師之提一二句古書詢學生以出處，非熟讀謹記者，決不能對答如流，絲毫無誤，且一經單提盤詰之後，更不易遺忘。學點穴法正與讀書無異）。

惟盤詰之人，對於點穴一道，亦須有極深之經驗，始克勝任。若門外流則雖能法穴名相問，至答之是否準確，無從而知，所答不誤，固無若何之關係；若所答非是，即無從加以校正，以訛傳訛，適足以遺誤學者之功業。

在盤詰之時，對於死穴及難穴尤宜格外注意，死穴為一經點打，即無法救治之穴；難穴則為隱藏不顯，不易點打之穴。如在兩骨節相合處中間，及肌肉厚實處各穴，因點死穴，害人生命，固為損德之事，若點難穴，功夫不深，或用勁不足，手指雖達於是穴，亦未必能使氣血之頭，立時被阻，應手以制人，故須格外留意。熟習之後，死穴既不致濫點，遇著難穴，下手使勁，亦有一定之分寸，不致失效。

以上三事，皆為點穴之初步功夫，純熟後更進練第二步。

▲練習點穴之第二層功夫

指勁

點穴之術，貴以一指之力，克敵制勝。非若拳腳之打踢，然一指之力，亦至有限，觸於硬質之物，且虞自傷，欲求制人，談何容易？非俱有極深之鍛鍊，絕難如願。故學點穴者，對於第一層功夫篇中所述之三事，能體會入微之後，最要者，厥惟練習指勁。惟練習指勁之法，種種不一，或循序而進，或並行不悖，或就此種種之中，任擇一種練之，皆無不可。茲且分述之，以資採擇焉。

㈠在入手之初，不論欲練何種，以指頂之皮肉，未曾堅實，必須在較軟之物上練之。若入手即在硬物上練，易於傷指。最好在杉木板上練習，練時或併中食二指，或單用一指，以指頂點之。初時儘可從輕，入後逐漸加重，與日俱進，以至於極重，大約經二三月，指頂已不似未練時之脆弱，則可捨杉木板而他圖矣。

㈡指頂既漸堅實，則可練習點石。併中食二指，或單用一指，向平滑堅硬之石上，依前法點之，亦由輕而重。初時必略感痛苦，入後漸不覺，然後更換粗糙而有芒角之堅石，依法練習之，三年之後，必可有成。

㈢或不練點石，而練插沙。先用石船一隻，中實散沙，厚約三寸，以二指或一指點插之。沙質本鬆，固無困苦，勤習一年，然後傾去散沙，換入鐵珠，更如法指插一年，則傾去鐵珠而易以鐵屑。以鐵屑一物，其形狀固不若鐵珠之劃一，且多稜角鋒利之處，故上手時必受痛苦，或竟略傷皮肉，然以藥水洗之，可以無患。在鐵屑中練習一年之後，其指可以透鐵，遑論乎人之肉體？此功較點石效宏，練者所受痛苦，亦不可同日而語也。

㈣此外亦有人以頂勁練習其指者，其功則與上述二種，完全不同，專運一臂之全力，貫注於二指或一指之上，而即以其指頂按於一堅硬之物上，向下按捺，至力盡而略休。

每日勤行，功亦上下於點石，惟在入手之初，亦以杉木板為宜，入後由木板而堅樹，而堅石，下三年苦功，亦可望其有成矣。

惟此功略緩，因點石插沙等功，其重在點，指頂一著穴道，即可收效；此則重抵按，手指著穴，非使勁抵之，不克奏功也。

㈤以上所述，皆利用指頂點鑿抵按之力以制人，此外又有以指之抓勁制人者，功雖略異，收效固相同也。抓勁大概合大中食三指並用之，惟三指之中，必以一指為之主，即按於穴道之指也，其餘二指，特相輔以行耳。

練法亦有數種，請略述之，以一青石，製成圓椎形，上銳下豐，略如荸薺，狀其銳端之周圍，大約較掌面小一圍，練者乃將大中食三指頂端之一節彎轉，作鷹爪攫物狀，然後握石椎之銳端，盡三指之力，緊緊扣之，力盡稍休，以舒指節。每日勤行，日數百度，三年之後，其指觸石，可成粉屑，若被拿住穴道，必無倖免。

練習此功，亦不必定石椎，始克奏效，凡質地堅硬，形似石椎之物，亦皆可應用。最簡便則用小口酒罈一具，以厚鐵箍環其頸，壇中實沙或鐵屑，依法練習之，功效亦同，是在學者之自擇矣。

㈥更有一種功夫，既可用抵按，亦可用於抓攫。其法將全身伏臥地上，以兩手各出三指（大中食）頂按地，後面以足尖點地，然後將全身抬起，除手指足尖外，其餘完全離地，相距地面約三四寸，至力盡時則徐徐降下，伏地略事休息，然後更行。如此日行數百度，非但指頂之勁，充足異常，即兩臂兩足尖之力，亦可增長不少，三四年後，用以點人，無不如願矣。

以上所述之數種，練成雖足致用，然猶是外層功夫，非手指著於穴道，決難奏效。而練習已非易易，若欲求手指不著人身，憑空指點，而能奏效之內層功夫，是則難而又難者矣。

學者在練習之時，所練者如點石插沙之功，最易傷及皮肉，即別種功夫，有時亦容或無意受傷，則宜用藥水洗之，如能在行功之先，浸洗一次，防患未然，是則更佳。

其方用生半夏、羌活、生南星、青皮、辣椒各一兩，川烏、象皮、乳香、草烏鹿、銜茄皮、紫草、當歸各一兩五錢，大附子二個，黃蜂窩二個，川椒一兩，鷹爪一對，青鹽四兩，醋五斤，同煎去渣。冷時以手浸入，俟覺中如蟻咬，即起出拭乾，然後行功，可保無虞。

點打

指勁練成之後，則可進一步練習點打，是乃參合認穴尋徑等各法而行之者。用巨木一株，製成人形，高低大小，無異真人，頭面手足，亦須悉備。然後以硃黑依各穴所在處點而志之。其硃點之大小，須與人身穴道之大小相稱，不可相差。其主要穴道，則和黃色或其他顏色點之，不用硃墨，以別於尋常穴道。

佈置周妥之後，練者面對木人而立，相距尺許，自己默數一穴，或請人隨意舉一穴名呼之，即運功勁於兩指或一指之頂，依所說之穴點之，一點之後，又須自審所點之穴，有無錯誤，然後再舉別一穴點之。初時必感生澀，倉卒或多錯誤，或發手不能中於穴中，但每日勤行，日行數百度，久而漸熟，此病立除。

此一步功夫，完全在日間光明處練習，用兩目之視力，以輔其手指者，練至百無一失時，雖可用以臨敵，但猶非上乘功夫，須呆板遲滯以取人，不能隨指點以取人也。欲求進步，須練眼力，眼力既足，然後依前法於夜間昏黑中行之。惟此事極難，非旦夕所能收效也。

然練習亦有一定之訣竅，在昏黑之中，向木人而立，些小之穴道，本非尋常目力所能辨，即眼力練習有素者，亦僅能志其約略，然則欲點打無誤，詎可得乎？是有法也，舉手之時，先自審手之高下，在己身之何部，指尖所向，當在何穴，默忖之後，始發指點之。

另用石灰貯器中，先蘸灰於指而後點，每點十穴，爇火驗其有無錯誤。勤行之，一年必能成功。更有一法，先於燈火下練之，然後逐漸減其光焰，以至於完全熄滅，而後已。其法取乎漸進，便於學習，惟費時當稍久耳。

學點穴者對於此一步功夫練習純熟，以至百發百中，所中能不偏不欹後，用以臨敵，自能輕靈活潑，任意指點，無不命中，非但一二人所不能困，即在叢圍之中，亦可使敵人於轉瞬間失其抵抗之能力，誠驚人之絕技也。

惟點打之手法，亦須依穴道而分別其用力之輕重，不可一律使勁也。如點主要各穴，敵人有生命出入者，則使勁之時，宜乎略輕。蓋輕即足以制人，若稍重立足致死，舉手殺人，雖曰自衛，究竟亦傷陰德也。若點難穴，必用足功勁，蓋如骨骱之間，肉厚之處，用力猶恐不能達其目的，若不用力，則完全無效矣。

故學習時木人之主穴難穴，宜以他色別之，則學者可以一目了然，發指時先定用力之輕重也。

眼力

眼力一事，在武術上極為重要，無論拳腳器械，皆以眼為主，初不僅點穴之功為然也。惟眼力在武術上，但能轉動靈活，已盡能事，是尚易為，而在點穴術上，則不僅如此，務須力求其銳利，最好能於暗中辨察毫芒，是則非下苦功練習，不能臻此境地也。

練習之法，可分兩步，在入手之初，宜於每日夜間，息燈靜坐，瞑目定心，默思室中各物之位置，某物在某處，某處有某物，沉思片時，然後啟目視之，初雖不可得見，越時稍久，自能隱約見之，以至於完全看見而後已。

若用綠紙糊燈，置室中，坐而視之，依次減其光焰，以至熄滅而能辨物，亦無不可。此則先用湖色紙為燈罩，中燃油燈，越若干時後，將紙色加深少許，燈焰減小少許，紙色淡湖至黑色，燈焰由棗核大減至於無。惟此漸進之法，須時稍久，學習卻較為便利也。

此第一步功夫為外層，練成之後，雖能在黑暗中見物，惟過小之物，非所能視，須更進一步，練習內層不可。於每日天色矇明，紅日將出之際，步至曠野，山上尤佳，面東而立，以待日出，俟旭日自地面透出時，即屏息閉氣靜心凝神，怒目定睛以視日，一炊時許，自覺眶中有熱氣一縷上透，宜即緊閉雙目，先運睛珠向左右瞬爍，如織女投梭，左右各七十二度；然後更運睛珠自左泛上，轉右達下，亦行七十二度；次自右泛上，轉左達下，亦七十二度。行畢稍休，然後開眼再行視日，視後再瞬，瞬視各三十六次而功畢。

如能勤行，三年之後，雖在黑暗之處，亦可以明察秋毫。有此眼力，以言點穴，則手眼相應，即暗中點人，亦發無不中矣。

▲練習點穴之第三層功夫

虛　勁

凡練習點穴之人，在第二層功夫完畢，造爐火純青之境，用以臨敵，較尋常之各種武術，自應高出倍蓰，不可同日共語。惟究竟尚屬於外層，非手指著穴，不能奏功，故敵人相距略遠，即失效用。

若內層功夫者，則敵人雖在十步之外，指不著穴，但依穴道所在之處，遙遙指點，即有勁自指端射出，而達於敵人之穴，亦可立刻阻住其氣血之頭，使不能活動循行，全身麻木，不能動彈。

其術較外層為尤妙，此畢竟何術以致之，曰是乃虛勁之為用耳。惟練習此種虛勁，較之練習實勁，其難易實甚懸殊。

第一步宜置一架於出入必經之處，更以絲綿製一碗大圓球，繫以絲線，懸諸架上，出入行經其處，則駢二指憑空作勢指點，初時相距極近，惟以手指不及綿球為度。如此指點，先時綿球必不為所動，及後自能應指宕出。出入每見綿球，必指若干度，待近處能使綿球宕出，逐漸移遠，至尋丈以外為度。

然後易綿球為紗球，使分量略重，如法練之，亦至能於尋丈之外，遙遙指點，使紗球應指宕出為度。然後更易以紗囊鐵珠袋等極重之物，依前法練習之，至能在相距二丈處，盡二指之力，射發三十斤之重物，則虛勁已極可觀。

惟此虛勁，中間並無別種阻障，尚係直勁，若著於皮肉上，雖亦足以傷人，然一遇堅厚之衣服，或有防身之裝束，如甲胄之類，從中阻礙，其勁即不能透入，而使敵人受制。

故虛勁練成之後，尤須練透勁。此則內層功夫之初步耳，惟非三四年苦功，不克有成也。

透勁

所謂透勁者，即勁能透物之謂也。常人之勁，必著物而後及，至能運勁憑空擊人，已非易事，今欲使其勁透物而入，以制敵人，非難而又難乎？在不知者聞此說，且疑為荒誕不經，實則苦功所至，無不可致之事也。諺云：「只要深功夫，鐵杵磨成針。」誠不刊之論也。

惟此項功夫，練習為難耳。先用油燈一盞，燃置桌上。燈之前面，則豎一紙屏為障。障紙初時宜用洋皮紙，取其質韌而薄，勁易透也。人立距桌二尺處，以指點之，火焰為紙所障，初時勁必不能達，稍久，略能如微風透入，使光微搖；入後漸使火焰搖動；再進則一指點間，燈焰閃爍不定，搖搖欲滅；以至於應手而滅為止，然後移遠二尺。

二丈後更換厚皮紙，如法練習有效，則更換硬紙，進而至於玻璃鐵板為障，亦能在相距二丈之外，運力指點之，勁能透入，使燈熄滅，則功造大成。

在更易屏障之際，同時須注意燈焰，務使逐漸放大；油燈之焰至無可再大時，則易以燭；燭之後，則易線香；線香之後，則易棒香，因香之為物，有火無焰，極不容易熄滅，能隔鐵板而指香使滅，則功造爐火純青之境矣。

練成此功，固非一年半載之時日，最少亦須三年五載，而練成之後，其勁能達三十步以外，非但能直接達於敵人表面之皮肉，而使之受傷，即敵人身衣重鎧，其勁亦能透入而使之受傷。

平常人練得此等功夫，已足稱雄於武術界，若更益以點穴之法，更有相得益彰之妙，雖敵人頑強眾多，我但駢其二指，遙遙作勢指點，亦必應手而倒，無可抵禦。

此項內層透勁，實為武功中之最高者，惟練習非易耳。

救治述要

學習武事者，能傷人，必能救人，否則即為死手。尋常武術，固已如是，而點穴一法，實為尤甚。

因尋常武術，出手傷人，不中要害，尚不至有生命之虞，即自己不能治，猶可借重於傷科；而點穴則不能也，世之為傷科者，未必能知點穴之理，不知其理，既無所用其手法，而此等傷損，又非藥名所能奏效，故必自我點之，自我治之。

救治之法，初亦非難，盡點穴之理，既以阻滯氣血，使不能流動；

而不能流動，而致全身受其牽掣。若能開其門戶，使氣血復其流行，則經脈即舒，其病自去。

如某時點人，閉住某穴，則其氣血，必滯於其穴之後；治法當在其穴之前面啟之，使所閉之穴，感受震激，漸漸放開，則所阻滯之氣血，亦得緩緩通過其穴，以復其流行矣。

惟被點之時間過久，則氣血必有一部凝結，而成為瘀，是則除用合宜之手法外，尤當借藥物之力，以行其瘀，否則瘀滯於內，氣血藥不完全受到阻遏，然流行亦決不能暢，必且因此而成別種病症，甚且成為殘廢，是宜審慎為之。

茲將各要穴受傷之治方錄後。

△各要穴受傷之治方

傷喬空穴

當歸二錢　川芎錢半　天麻五分　尋骨風二錢　白芷一錢　肉桂一錢
三七二錢　甘草五分　研末酒沖服

傷七坎穴

肉桂二錢　神麴三錢　當歸二錢　紅花一錢　麥冬三錢　枳殼一錢
橘紅一錢　龍骨三錢　沉香五分　三稜錢半　莪朮二錢　甘草五分
生薑二片　酒水各半煎服

傷中脘穴

茯苓三錢　黃芪二錢　珠砂一錢　乳石一錢　枳殼一錢　厚朴一錢

砂仁八分　白芷錢半　陳皮一錢　破故紙二錢　甘草五分　龍眼肉五個

酒水各半煎服

傷神闕穴

生地三錢　三七一錢　血竭一錢　腹皮二錢　茯苓三錢　赤芍二錢

歸尾三錢　陳皮一錢　甘草五分　蔥白三個　酒水各半煎服

傷丹田穴

肉桂一錢　歸尾二錢　丹皮錢半　三七一錢　車前子三錢　木通一錢

山藥二錢　麝香三分　丁香六分　研末酒沖服

傷命宮穴

沙參三錢　當歸二錢　紅花一錢　枳殼一錢　菟絲子三錢　厚朴一錢
血竭二錢　細辛五分　麥冬二錢　五靈脂三錢　自然銅二錢　七厘散六分
生薑二片　童便一杯沖　酒水各半煎服

傷鳳頭穴

茄皮二錢　紅花一錢　木香一錢　甘草五分　桑寄生三錢　乾葛錢半
虎骨三錢　肉桂一錢　木通一錢　法半夏錢半　地鱉三錢　甲片三錢
乳香三錢去油　沒藥三錢去油　破故紙三錢　蔥白三個　酒水各半煎服

傷腎俞穴

生地三錢　烏藥二錢　黃柏二錢　牡蠣三錢　破故紙三錢　胡索三錢
小茴一錢　澤蘭錢半　紅花一錢　蘇木二錢　紫草三錢　乳香三錢去油
木香一錢　杜仲三錢　水煎服

傷鳳尾穴

羌活一錢　烏藥一錢　半夏錢半　紅花一錢　石鐘乳三錢　血竭一錢
檳榔錢半　木香一錢　小茴一錢　破故紙三錢　丹皮錢半　木通一錢
桃仁三錢　胡椒一錢　生薑二斤　童便一杯沖　酒水各半煎服

傷天平穴

血竭二錢　虎骨二錢　三七一錢　甘草五分　人中白一錢　山羊血一錢
自然銅醋煆二錢　灶心土四錢　水煎服

傷封門穴

桔梗一錢　丹皮錢半　紅花一錢　木通一錢　破故紙三錢　木瓜一錢
三七二錢　大茴一錢　獨活一錢　沒藥去油錢半　乳香去油錢半　甘草五分
肉桂一錢　茯苓三錢　灶心土一兩　酒水各半煎服服此不癒再進下方
滑石四錢　硃砂一錢　龍骨三錢　烏藥一錢　人中白二錢　茯神三錢
秦艽錢半　甘草五分　續斷二錢　紫荊皮錢半　厚朴一錢　紅棗七個
建蓮七粒　水煎服

傷湧泉穴

牛膝三錢　木瓜一錢　杏仁四錢　茄皮二錢　丹皮錢半　青皮錢半
大黃三錢　歸尾一錢　硼砂一錢　車前子三錢　細辛七分　獨活錢半
羌活錢半　研末陳酒沖服

△輕傷加減方

三棱五錢　赤芍錢半　血竭一錢　當歸一錢　蓬木一錢　木香一錢　烏藥一錢
青皮一錢　桃仁二錢　元胡索一錢　蘇木一錢　紅花一錢　骨碎補錢半

如傷頭部，則照上方加羌活、防風、白芷三味。
如傷胸部，則照上方加枳殼、枳實、茯皮三味。
如傷胃脘，則照上方加桔梗、菖蒲、厚朴三味。

如傷兩脇，則照上方加膽草、柴胡、紫荊皮三味。
如傷背部，則照上方加烏藥、五靈脂、威靈仙三味。
如傷手臂，則照上方加續斷、五茄皮、桂枝三味。
如傷腰部，則照上方加大茴、破故紙、杜仲三味。
如傷腹部，則照上方加小茴、茯苓、陳皮三味。
如傷腿部，則照上方加牛膝、木瓜、三七三味。
如大便閉塞，則照上方加大黃、枳實二味。
如小便閉塞，則照上方加車前子、木通二味。

上方凡輕傷皆可服，但依傷處之部位，而定應加之藥，如法煎服，頗具神效。至所用分量，猶須視傷勢而定輕重，亦不必定拘拘于方中所列之分量也，蓋用藥猶用兵，貴能審時度勢，臨機應變耳。

正面部位

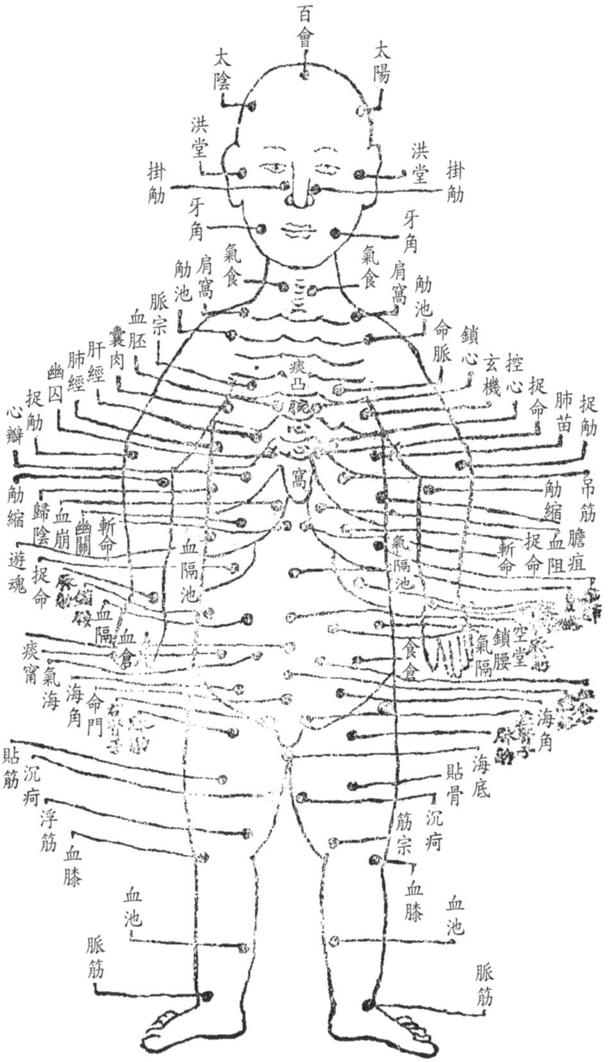
百會
太陰
太陽
洪堂
洪堂
掛觔
掛觔
牙角
牙角
氣食
氣食
肩窩
肩窩
觔池
觔池
脈宗
血胚
命脈
鎖心
囊肉
肝經
肺經
幽囚
捉觔
心辦
痰
凸
窩
玄機
控心
捉命
肺苗
捉觔
觔縮
歸陰
血崩
幽關
斬命
吊筋
觔縮
膽疸
血阻
捉命
斬命
血隔池
氣隔池
遊魂
捉命
血隔
血倉
空堂
鎖腰
氣隔
食倉
痰甯
氣海
海角
命門
海角
貼筋
沉痾
浮筋
血膝
海底
貼骨
沉痾
筋宗
血膝
血池
血池
脈筋
脈筋

正　面

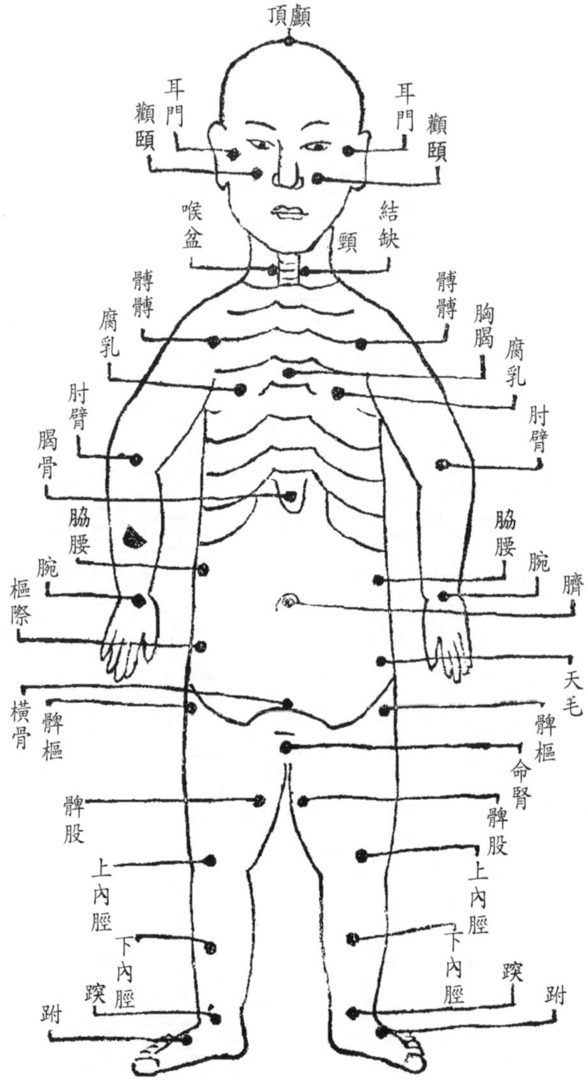
頂顱
耳門
顴頤
耳門
顴頤
喉盆
頸
結缺
髆髆
腐乳
髆髆
胸膈
腐乳
肘臂
膈骨
肘臂
脇腰
腕
樞際
脇腰
腕
臍
天毛
橫骨
髀樞
髀樞
命腎
髀股
髀股
上內脛
上內脛
下內脛
蹊
跗
下內脛
蹊
跗

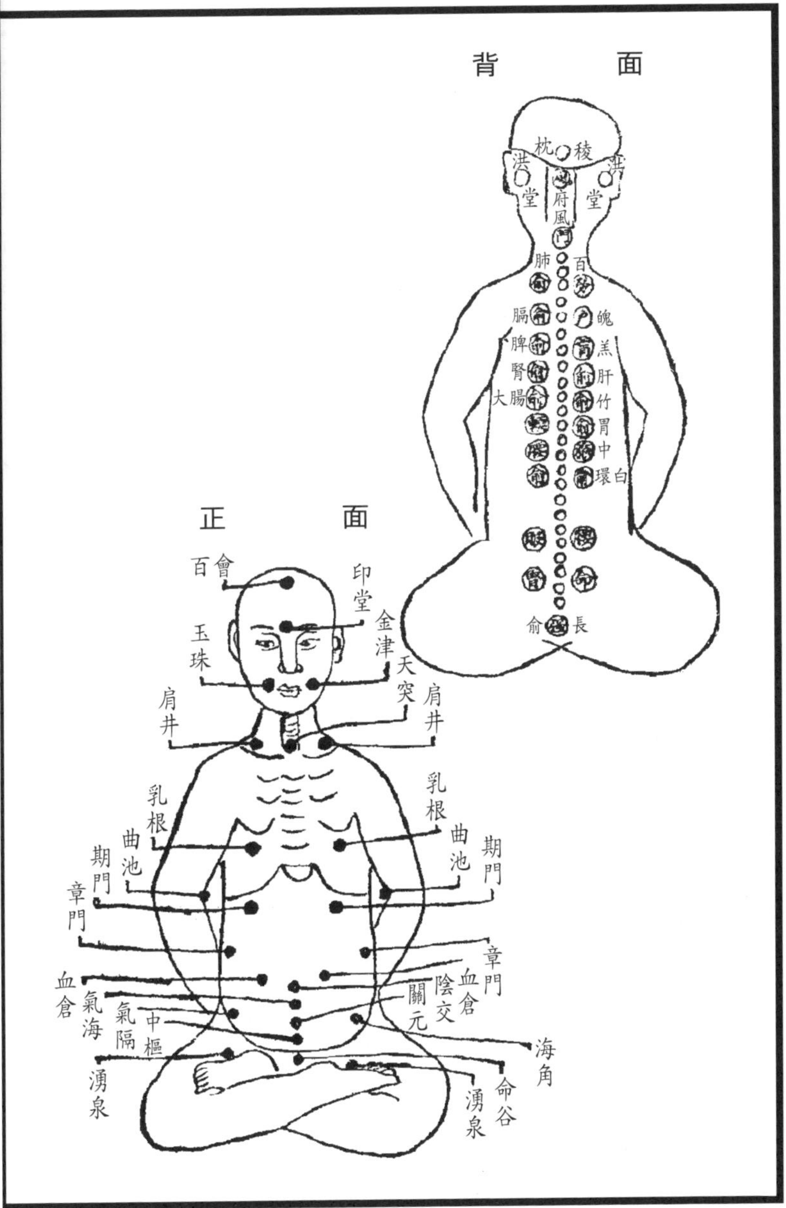
背面
枕
稜
洪堂
洪堂
府風
肺
百
膈
魄
脾
羔
腎
肝
大腸
竹
胃
中
環
白
俞
長
正面
百會
印堂
金津
玉珠
天突
肩井
肩井
乳根
乳根
曲池
曲池
期門
期門
章門
章門
血倉
氣海
氣隔
中樞
關元
陰交
血倉
海角
命谷
湧泉
湧泉

背 面

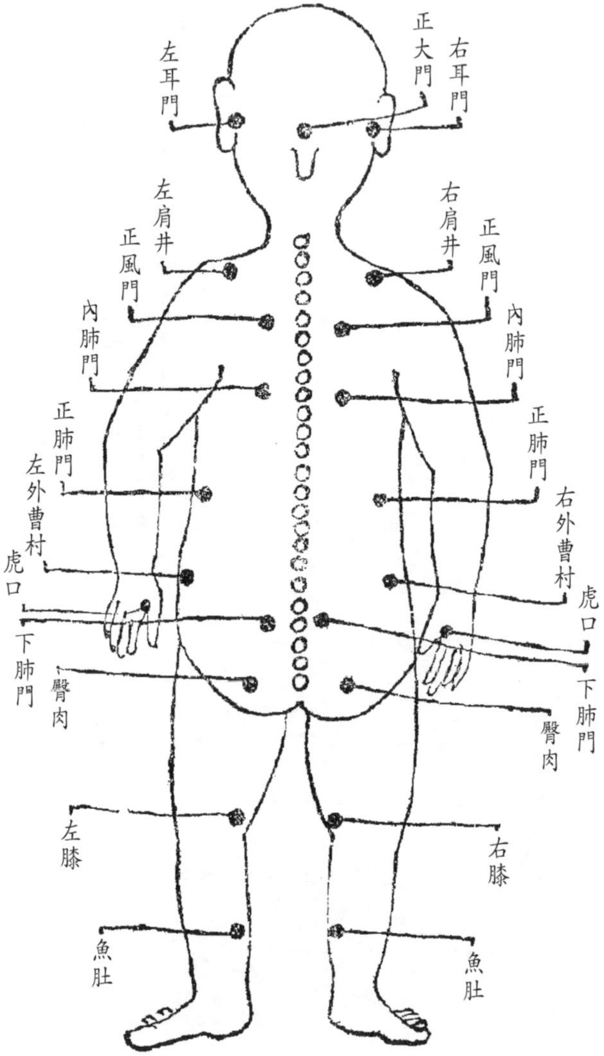
左耳門
正大門
右耳門
左肩井
右肩井
正風門
正風門
內肺門
內肺門
正肺門
正肺門
左外曹村
右外曹村
虎口
虎口
下肺門
下肺門
臀肉
臀肉
左膝
右膝
魚肚
魚肚

正　面

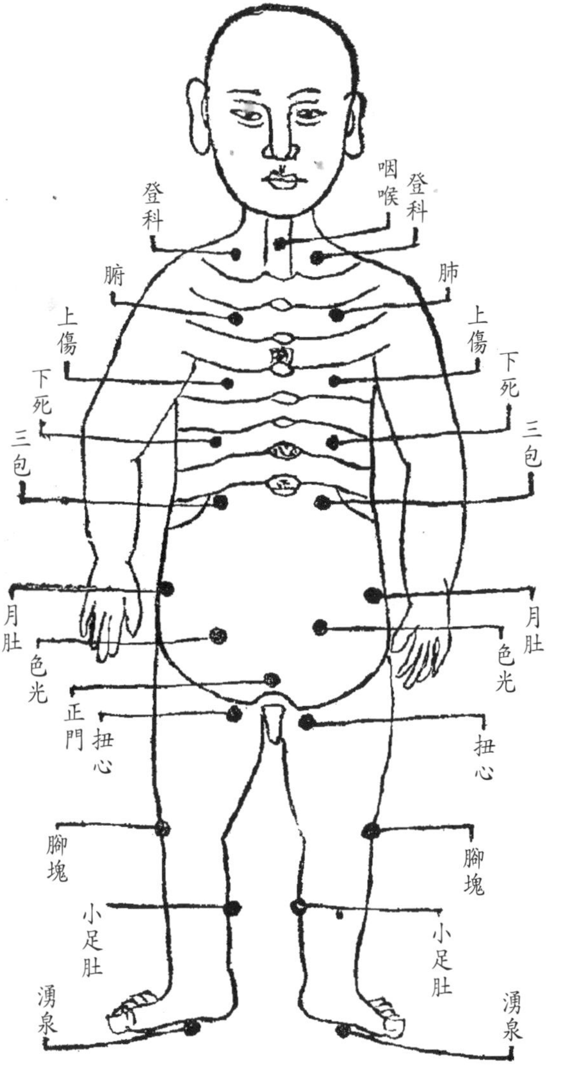

六要穴圖　　背面

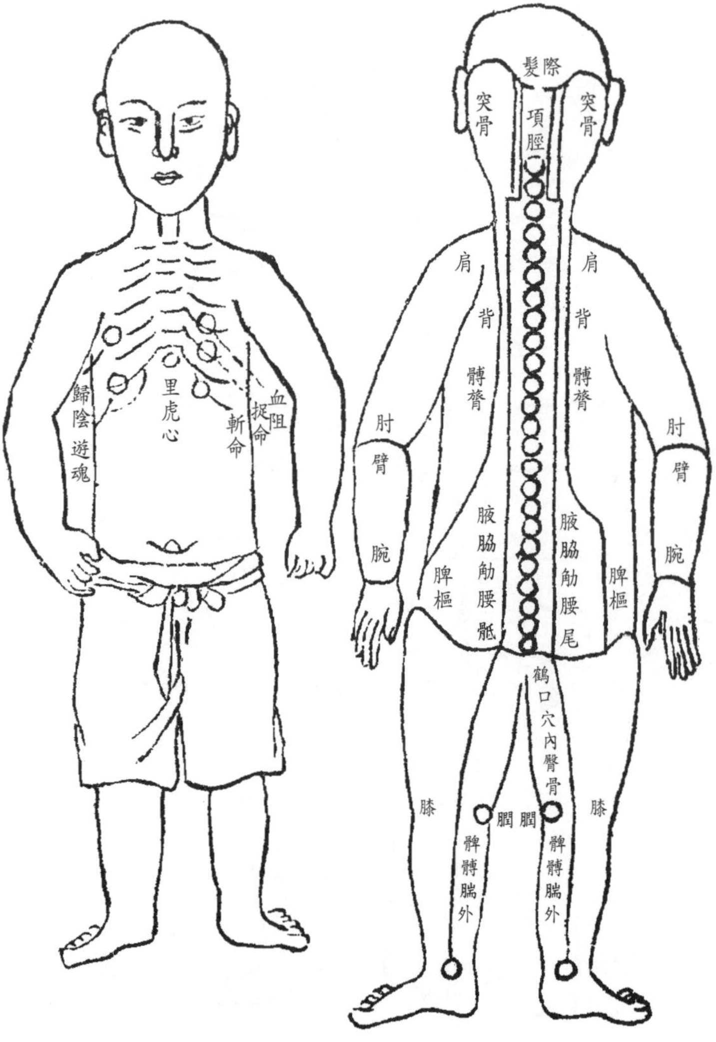
歸陰
遊魂
里虎心
斬命
捉命
血阻
髮際
突骨
突骨
項脛
肩
肩
背
背
髆膂
髆膂
肘
肘
臂
臂
腕
腕
腋脇肋腰骶
腋脇肋腰尾
脾樞
脾樞
鶴口穴內臀骨
膝
膝
膕
膕
髀髆腨外
髀髆腨外

點穴須知穴道及治療傷穴眞傳

穴道歌訣

人頭頂心名百會穴，兩額角為太陽太陰，兩耳背為洪堂，兩頰腮為掛觔牙角，喉結左右為氣食二貫，肩下為肩窩，窩下側旁相連為觔池，乳上騎縫一根筋是命脈，乳下一根筋為玄機，乳下第二膈脇觔下為鎖心，鎖心下捉脇控心，控心穴下為捉命，捉命穴下是肺苗，肺苗穴下為吊筋，吊筋穴下為攢心，攢心穴下是貼肺穴，心窩上為痰凸，心窩下左旁為膽疸，膽疸穴下是血阻，血阻穴下是捉命，捉命穴下是斬命穴，右邊肩窩下側旁相連為筋脈，左邊同，右邊乳上為脈宗，乳下為囊肉穴，囊肉下為血胚穴。

血胚下是肺經，肺經穴連肝經，肝經穴下是心瓣，心瓣穴下為歸陰穴，歸陰穴下是遊魂穴，心窩下，膽疸穴下，偏右旁，下為幽囚穴，幽囚穴下為血崩，血崩穴下是幽闢，臍頂上為食結，臍下為反肚，臍偏左為氣隔，臍偏右為血隔，氣隔下是血倉，血隔下氣海，右如痰甯，左如食倉，左右肚角為海角，陰子腎囊下為海底，左腳腿為貼骨筋宗，右腿為貼筋浮筋，沉疴左右同，腳魁為血膝，左右小腳膀肚為血池，足面為脈筋，食倉痰寧穴在小肚兩角，略上三分為空堂，為鎖腰，左脥脇下為氣隔池，右脥脇下為血隔池，手股曲窩為觔縮捉觔，正面背面俱酌看法明堂各大穴道俱列。

穴道跌打損傷治療真傳

腦門骨髓打出不治。兩眼對處截梁，即鼻梁打斷不治。兩太陽打重傷不治。突骨即結喉打斷不治。塞即氣管，結喉下橫骨空斷處打傷不治。胸前塞下橫骨一直至人字骨，每懸一寸三分為一節，人字骨上第一節受傷，一年死；第二節傷，二年死；三節傷，三年死。心坎即人字骨，打傷立時暈悶，久後必成血症。食堵在心坎下一寸，打傷恐成反胃絕症。丹田穴臍下一寸三分，丹田穴下一寸三分為氣海穴，內即膀胱，倒插拳打重傷者，如不醫治，一月而亡。以上前穴部位定數，後部穴道，頭上腦後骨打碎與腦前同，此乃絕症不治。

天柱骨照突骨看，百勞穴與塞對看。二腎在背脊左右，與臍相平對之處，打傷點傷，必定發笑或哭不治。屁股穴（**屁股穴即長強穴**）打重傷，當時屎出，後成脾泄。海底穴大小便兩分之處打重傷不治。以上背部穴道，左乳上脈動處為氣門，打傷當時氣塞，不過三時，急救無妨，遲則不治。

痰門右乳上屬痰，血海右乳下軟脅處屬血，右傷發嗽，左傷發呃。小腳肚打傷主黃病，四肢無力，後必作嗽，先服紫金丹，助以勝金丹，次服六味地黃丸，加止嗽藥。

右乳上下傷，先服奪命丹，助以虻蟲散，再煎臍內上經藥味。左右傷加柴胡二錢；胸前背後加桔梗、青皮；兩手加桂枝、落得打煎洗再服；兩腿骨傷，用角尖膏敷；腰脊傷，用麩皮運，服腰痛之貼；苦痛落海底傷，血必上沖，當時頭大震，耳鳴目暈昏，心內悶絕，先服護心丸止痛，傷雖在下，其疼患在上，可服活血湯方，如便閉急灸臍法。

治外腎傷與上同，治外腎受重傷，恐其上升，須一人靠其背後，將兩手跟從小肚兩旁，從上壓下，先用喜子草鹹酸草煎湯待冷洗之，尾閭傷，服車前子七錢，米湯送服；或先用熨運，服表汗藥；小肚旁傷，先服紫金丹，又服煎劑茵陳等藥，與黃病同治。

痰門傷，口必噤，目反上，身強，五絕之症，有二三症不犯，七日內先服奪命丹，煎劑下之，若傷在上，行不得，可服紫金丹，趕出痰血，次服行血藥煎劑，如五絕之症，有可治者，略有微氣不絕，嘴唇不黑，一也；中心溫暖，指爪不黑，二也；鼻無微氣，面無煙波，三也；筋骨軟寬，目不絕輪，四也；海底不傷，腎子不碎，五也；血海傷久則成痞，用朴硝熨法，不必用末藥，宜服核桃酒敷貼，外用千捶膏貼之，血痞自然消散，先服奪命丹，後貼千捶膏，次服虻蟲一二分為度。

治上部等症，用散血為主，用奪命丹，一日一服，喫不得紅花當歸等藥。凡少幼人以淨為主，藥次之；盛壯力大，藥宜加重；如老弱之人，藥宜減小。凡服藥切忌豬羊雞鴨鵝魚蛋糟油煎麥食等物，戒房勞惱怒，服藥更妙。重者忌百廿日，凡去宿血，虻蟲散吐血紫金丹，危急奪命丹，發表東瓜散，重傷調理，邊成十三味方，牙關緊閉，先用吹鼻散，用鵝管吹入，男左女右，無嚏再吹兩鼻，再無嚏，用燈心道之，口中有痰，吐出為妙，如無嚏，只凶症，不可用藥。

氣門受傷為塞氣，必口噤身直如死，此症過不得三個時，更用急救，遲則氣從下降，大便泄出，則無治矣；亦不可慌張耳，且近病人口鼻，候其氣息有無，如有氣者必是側插拳打傷，須一個揪其發伏膝上，背中須輕敲挪運之法，使氣從中出復蘇。

左右部受傷暈悶，俱不可服表汗之藥，左服紫金丹，右服奪命丹，至三日身熱不涼者，可服表汗藥，去其風邪。

凡治新傷，血未歸經，只可服七厘散，如七日以後，再服行泄之藥。骨折先點鼠錄膏壯骨之藥，上用運法。斷骨如接，不得故意用劫藥，如南星、半夏、草烏等毒，不得過三時，藥毒自解，不必用解藥。

治傷四法，運燻灸倒，最輕用冬瓜皮散，次用運法，內有宿血，在皮內膜外，面皮浮腫，服瓜皮散，不得用行藥為先；然後用燻法，如宿傷可燻，凡新傷血未歸經，切不可燻洗，恐其血攻心竅。

如久症重傷，可用灸治法，能消久瘀宿血。非但服藥可療，凡骨節酸疼，行走著不得者，定有瘀血風濕，如不治，後恐發毒。先服東瓜皮散，次用灸法。

再重傷人，噤口不語，飲藥不下，先灌硫射散，然後用倒法，吐其惡物，次服虻蟲散一二臍，法用倒訣，將病人臥棉被上，以盛壯人牽四角滾使左右十數翻身，使其必吐惡物，方可治；如不吐，不治矣。亦有仙丹一味，名十八返丸，服諸般毒藥，灌下五分即解，重者一錢即吐毒物，神效。

百會穴打傷，腦髓不破，只肉有疼痛，頭暈不能行走者，照方治效。

太陽太陰二穴打傷，雖不入肉，終有後患，瘀血行於兩傍，難以救治，七日內須進活血丹。

洪堂兩穴傷筋，用寬筋活血湯為主。

氣食貫二穴打傷若不出鼻血，不用調治，若傷重可服金磚五分，川芎湯送下。

肩窩觔池二穴若打傷，不治，恐觔縮不能復直，可用活血膏一張，內服沒藥三服。

命脈本通心竅，而能走痛，七日內可治，宜服奪命丹。

脈宗一穴若點傷，轉手難以調治，是二七之症，三日內可用散血安魂湯。

痰凸二穴打傷，其氣必急，可用寬觔活血利氣為主。

玄機一穴打傷時，恐血衝心，速飲五虎散，後服煎藥。

鎖心一穴通心竅，若傷重，七日內可服山羊血五虎散發之，遲不能癒。

肺苗一穴若傷，痛三日，身上微熱，不時發嗽，過三七日不治。

腕心一穴若傷，須要瀉出，不可內消。

吊觔一穴若傷，遍身觔縮，不能伸直，只在七日之症，不得亂治，急用寬觔活血湯為君。

攢心一穴與心脈相通，傷則血迷心，先服金磚五分，後服煎藥。

貼肺一穴與血倉相通，周年之症，須用順肺生血為主。

食倉一穴橇傷，反胃，忌油煎等物。

血倉一穴心肺五臟相關，由此養心而活命，若傷此穴，則咳嗽不得，一嗽即吐，速進山羊血五分，然後服煎藥，外用雷火針灸之，無有不效，此症七七之期，不可亂治。

斬命一穴若撬傷，轉手無治。
膽疽一穴若撬傷。轉手只有百日之期，則人皮黃骨露，漸漸瘦疲而死，無治。
捉命一穴若傷，無救。
血阻一穴若傷，無救。
幽囚一穴受傷，百日之期，緩緩可治。
血崩血倉二穴若傷，同治。
幽闢一穴受傷，則氣血相隔不通，只有五七之期。
氣隔一穴若傷，轉手無治。
痰甯一穴受傷，宜急治。
遊魂一穴受傷，無治。
歸陰一穴受傷，無治。

心瓣穴與腕心穴同治。

肝經一穴若傷，眼珠紅色而反上，六七之期。

血胚一穴若傷，與鎮心穴同治，外用雷火針灸之。

脈宗一穴若點傷，與命脈穴同治，先服末藥五味，煎藥同方。

食結一穴若傷，則血裹食而不能消，漸漸能大，周年之症。

海角一穴若傷，多只百日，若轉二手七七之期，不可亂打亂治。

貼骨穴，共三穴，打傷，觔宗穴、血膝穴三處同主治。虎骨二錢　川斷二錢　牛膝二錢　木瓜二錢　歸尾錢五　桂枝一錢　碎補二錢　杜仲二錢

觔宗穴與血膝穴，打傷湯方：桂枝一錢　歸尾錢五　紅花一錢　川芎二錢五　陳皮一錢　赤芍錢五　四五劑酒水各半煎服。

血池穴受傷，三年之症。牛膝錢五　歸尾錢五　肉桂錢三　川芎錢

三　銀花一錢　陳皮一錢　石斛一錢　虎骨錢五　川斷錢五　碎補錢五　酒水各半煎十劑。

鎖腰二穴受傷，一時發笑，難以調治，不過一日即亡，過三日可治。

海底一穴，為一身總觔，若著斬腿傷之，小便不通，胞肚發脹，難以醫治。

腳面脈觔受傷，不破皮，與觔宗穴，湧泉穴同方；如果皮肉破者，方見後。

各穴受傷治療真傳

腦頂百會穴方：

川芎、當歸各二錢，赤芍、升麻、防風各八分，紅花、乳香去油各四分，陳皮五分，甘草二分，二劑酒水各一碗，煎半碗溫服。

治太陽太陰二穴方：

當歸錢二，紅花、黃芪、白芷、升麻、橘紅各五分，荊芥、肉桂，川芎各八分，甘草二分，加童便如製陳酒煎服。

治洪堂二穴方：

大黃八分，毛竹節灰、松桴炭各五分，金磚一錢，加陳酒送服。此名五虎散後治煎藥。靈仙、桂枝、川芎、川斷、桃仁各一錢，陳皮八分，甘草三分，當歸錢五，水煎酒沖溫服。

治氣食二貫若傷重可服：

金磚五分，川芎二錢，煎湯送下，外傷膏藥貼之效。

治肩窩觔池：

蘇木心、木耳炭、毛竹節炭、歸身各一錢五，升麻、川芎各一錢，酒吞下，外用膏藥貼之。

治命脈穴：

歸尾、紫草、蘇木、紅花各錢五，肉桂、陳皮、枳殼各一錢，石斛、甘草各五分，童便製陳酒服三劑。

治脈宗穴：

歸尾、桃仁、川斷、寄奴、紅藍花各一錢，枳殼錢三，甘草二分，骨碎補、藕節錢五，山羊血三分，酒水各半煎好，山羊血沖服。

治痰凸二穴：

當歸、川芎、紅花、大腹皮、骨碎補各一錢，荊芥、杏仁、紫草、蘇葉各八分，木耳炭錢五，燈心一尺，酒水各半煎好，木耳炭沖。

治玄機穴：

胡猻竹根用偏根、錦醬樹根、連根獅子頭草、槿添樹根去心、天翹麥根去皮，各五分，陳酒煎服，若翻吐加薑汁一匙沖溫服，忌煎生冷食，七日不妨。

治鎖心穴：

大黃錢五，毛竹節炭一錢，金磚四分，千年丁灰八分，松梈炭一錢，酒呑下然後服湯藥。

桃仁七粒，紅花八分，白芥子一錢，陳皮、枳殼、羌活、歸尾各錢二，肉桂錢五，蘇木錢五，赤芍五分，甘草二分酒水各半煎服。

治肺苗穴：

歸尾錢三，紅花、陳皮、杏仁各八分，白芥子一錢，沒藥去油，四分，獨活、石斛、蘇葉、甘草各五分，加燈心一丸，陳酒煎服。

治腕心穴：

歸尾、陳皮、川斷、白芥子各一錢，大黃三錢，枳殼八分，紅花、羌活各五分，黑丑錢五，大甘草四分，小薊錢五，加燈心一丸，酒水服。

治吊觔穴：

威靈仙錢二，川斷、狗脊、當歸各一錢，虎骨錢五，桃仁二分，淡竹葉四分，蘇葉、防風、乾薑各五分，酒水各半煎服四劑。

治攢心穴：

大黃、歸尾各一錢，川芎、赤芍各八分，羌活、柴胡、紅花各五分，陳皮、桔梗各六分，甘草二分，照前法服。

治貼肺穴：

杏仁、陳皮各八分，降香、蘇葉、當歸、碎補、白芥子各一錢，升麻五分，甘草二分，加燈心一丸，酒水各半，童便一盞，煎服三劑。

治食倉穴：

山羊血三分，歸尾、紫草、碎補、芥子、大黃各一錢，川羌、活枳殼、石斛各五分，乳香去油，八分，甘草三分，加燈心一丸，酒水各半煎服。

治血倉穴：

當歸、生地、續斷、石斛各一錢，紅花、陳皮、芥子各五分，羌活、赤芍各八分，甘草二分，酒水各半童便煎服。

斬命穴：

受重傷不治。

治膽疽穴：

可先喫金絲吊鱉一個，搗碎絞汁灌之渣放酒板一匙調敷效，再用金磚一錢，陳酒沖服，當歸一錢，桃仁十粒，橘紅五分，甘草二分，燈心丸一枚，煎湯溫服。

治幽囚穴：

歸尾、陳皮各一錢，碎補、枳殼各錢三，紅花、荊芥、乳香、沒藥各五分，甘草分半，白芥子八分，酒水各半煎服。

治血崩穴：

與血倉穴同方。

治幽關穴：

肉桂、歸身各一錢，紫丁香、降香末各五分，陳皮、枳殼各八分，蘇子錢五，甘草分半，加燈心一丸，陳酒水各半煎服四臍。

治痰甯穴：

蘇葉、荊芥、良薑各一錢，羌活、當歸各八分，杏仁、砂仁、紅花、枳殼各五分，甘草分半，煎法照前。

治心瓣穴：

與腕心穴同方。

治肝經穴：

藕節錢五，肉桂、烏藥、川續斷、白芥子、乳香去油、當歸各一錢，劉寄奴八分，木耳炭五分，甘草分半，煎法如前三劑。

治脈宗穴：

金磚四分，毛竹節炭、千年丁灰、蘇木心各五分，白地龍干末錢五酒洗，即白項蚯蚓，共研末陳酒吞服效。

治食結穴：

大黃、穀芽各錢五，莪朮、陳皮、川芎、桃仁、查肉、石斛各一錢，當歸五分，芥子八分，甘草二分半，虎骨醋製一錢，童便製法陳酒煎服。

治海角二穴：

川芎、陳皮、砂仁各一錢，白芷、當歸各錢三，大黃錢五，甘草二分半，煎法如前四臍。

治貼骨觔宗血膝三穴共方：

牛膝、虎骨、川斷、赤芍各錢五，桂枝、陳皮、紅花各一錢，川芎錢三，歸尾五分，酒水各半煎四劑。

治血池穴：

牛膝、歸尾、川斷、碎補、虎骨各錢五，銀花、石斛、陳皮、肉桂各一錢，川芎一錢三，十劑。

治鎖腰二穴：

杜仲、虎骨、狗脊、毛竹節灰錢五，川芎、歸尾、赤芍、桑皮、古錢各一錢，川斷錢三，乳香去油，錢五，核桃肉一兩，酒水各半，童便灸法。煎好核桃肉沖服二劑。

治海底穴：

地鱉五十個，參三七，酒煎服，渣搗爛，敷傷處。大忌房事，如若不忌難治。威靈仙、歸尾、杜仲各錢三，川芎、桑皮、川牛膝、大腹皮、劉寄奴各一錢，紅花五分，甘草三分，童便炙水煎酒沖服五劑。

治腳面脈觔穴：

如不破皮，用強觔草四錢，楊梅樹皮五錢，松絲毛六錢，活血丹二錢，活血丹即茜草，俗名紅雞子草，共陳酒糟搗爛敷之。若破傷觔，大黃、山芋各錢五，研末敷患處，次用白玉膏貼之神效。白占、黃占各一兩，兒茶、乳香去油，沒藥去油，各三錢，銀珠三錢，生豬油二兩，熬去渣，加蔥白共煎，煎如灰形，取油滴水成珠，入白占化過，收入碗內，投入藥和勻，存性三日可用。

鶴口穴方：

薏苡三錢，木瓜二錢，川斷二錢，碎補半煎三錢，紅花錢五，虎骨四錢，杜仲二錢，肉桂八分沖，歸尾三錢，加皮三錢，酒水各半煎四帖。

點華蓋穴治法

華蓋穴在心上，屬肺經，受傷重，血迷心竅，必定昏暈而死，急用藥發散為妙，恐防心胃氣血瘀滯，用引藥為君：枳殼二錢，良薑二錢，同十三味藥方（十三味方見後）共煎，用陳酒沖服，加七厘散二分，能通心胃滯血與腹中泄瀉四五次，用冷粥一碗喫下立止，再服奪命丹三服痊癒。

如不治，十三個月發症，主死不治。

點肺底穴治法

肺底穴番插拳打重者，九日定亡，或出鼻血而死。急服十三味煎藥，另加引藥：桑白皮二錢，照前煎服，又七厘散分半，紫金丹三服痊癒。

如不治斷根者，十二個月發嗽死不救。

點正氣穴治法

左偏乳上一寸三分，名正氣穴，屬肝經。沖拳打重者，十二日死。引藥：乳香二錢，青皮二錢，同十三味煎服，又七厘散三分，次服奪命丹二服。

如傷輕不服藥，四十八日發病，主死不救。

點氣海穴治法

左乳下一寸四分為氣海穴。兜拳打重者。三十八日主死。加以引藥為君：木香二錢，廣皮二錢，同十三味煎服。又七厘散二分半。次服奪命丹三服，再加減十三味痊癒。

點上血海穴治法

右乳上一寸三分。為上血海穴，屬肺經。槍拳打重者，一百六十日而死。

加引藥：紅木香二錢，元胡索二錢，同十三味煎服。又七厘散二分，推行瘀血，再奪命丹三服，加減十三味痊癒。

點正血海穴治法

右乳下一寸三分為正血海穴，屬肺經。劈拳打重者，吐血而死。劉寄奴二錢，桑黃二錢。同十三味湯藥煎服。又七厘散二分半。次飲奪命丹一服。

如不治痊癒。六十四日主死不救。

點下血海穴治法

右乳下一寸四分下血海穴，屬肺經。直拳打重者，六日瀉血而死。急治十三味加引：靈脂錢五，蒲黃錢五，共煎服。又七厘散二分半，次奪命丹三服。

如不醫癒，五十四日定死不救。

點氣血二海穴治法

左右傍乳下一寸三分氣血二海，屬心肝肺。此乃一拳害三賢，三俠同傷，七日主死。

急治十三味加引：木香錢五，枳殼錢五，同煎服。又奪命丹三服，七厘散三分，如不服藥治癒，五十六日必死無救。

點黑虎穴治法

心口軟骨中名黑虎心穴，番插拳打傷，立刻眩暈不醒，急用十三味，加引：肉桂一錢，炒紫丁香六分，同煎服，又七厘散一服，次奪命丹三服，再地鱉紫金丹四五服，有效，如不服藥治癒，百日主死。

此穴若虎爪拳打重者，拳回即亡無救，拈傷十二日主死不治。

點藿肺穴治法

心口中下一寸三分為藿肺穴，屬心經。文武拳追打重者，立刻昏暗不醒，再用打右旁肺底穴下半分，隨舉劈掌一挪擦，就還醒，此名回魂穴。受傷引藥：桔梗一錢，川貝錢五，同十三味煎服二劑。又奪命丹三服，次七厘散二分半，再紫金丹三服，如不治痊可，百廿日發病而死不救。

點翻肚穴治法

心口中偏左一寸三分，名為翻肚穴，屬肝經。沖天插拳打重者，一日即死。加引草豆蔻一錢，木香一錢，巴豆霜八分，同十三味煎服。又七厘散三分，次飲奪命丹三服，又加減十三味，湯藥二劑，再用地鱉紫金丹三服，外用吊藥敷之。如不治全者，百廿日主死不治。

點腹臍穴治法

腹臍內屬小腸脾二經，戟拳打重者，二十八日定死。加引桃仁錢五，元胡索錢五，同十三味煎服。又七厘散三分，奪命丹一服痊癒，如不服藥治癒，一月發病，主死不救。

點丹田穴治法

臍下一寸三分為丹田穴，亦名分水，精海二處相連，屬小腸腎經。直拳打重，九日即死。加引：山棱、木通各錢五，同十三味煎服。又七厘散一分半，次加減十三味二劑。

如不服藥治癒，四十九日定死不治。

點正分水穴治法

臍下一寸四分為正分水穴，屬膀胱經。此處是大小腸二氣相滙之穴，如若下插拳打重者，大小二便不通，十四日死。急服十三味加引同煎：蓬朮、三稜、生軍各錢五，又服七厘散分半，次紫金丹二服。

如不醫痊癒，百八十四日死不治。

點氣隔穴治法

臍下二寸偏左肚為氣隔穴。番拋拳打重者，百八十日死。加引：五加皮、川羌活各錢五，同十三味煎二劑。又服七厘散二分半，再服奪命丹三服。

如不治全，一年而死。

點關元穴治法

臍下一寸三分偏右五分為關元穴。甩拋拳打重者，五日必亡。急治十三味加引：小青皮、車前子各二錢，同煎，又七厘散三分，奪命丹三服痊癒。

如不服斷根，二十四日發脹死不治。

點血海門穴治法

右脇臍下二寸並橫血海門穴，戟插拳打重者，百四十七日主亡。加引藥：柴胡、當歸各錢五，同前湯方煎服。又七厘散二分半，次飲奪命丹三服。

如不治者，百廿日之症。

點氣隔門穴治法

左脇軟骨鎖肉相連之處，名氣隔門穴。插直拳打重者，百廿日主亡。加引藥厚朴、五靈芝、砂仁各一錢，照前煎服。又奪命丹三服，再加減十三味三服。

如不治痊癒，二百四十日必死。

點血囊穴治法

右脇軟骨下二分為血囊穴，並氣囊二處同。追拳打重者，四十二日主死。加引藥：歸尾、蘇木各錢五，與前法服，又地鱉紫金丹四五服痊癒。

如不治癒者，十二個月死不救。

點血倉期門穴治法

右脇鎖骨下八分軟肉之處，為血倉期門穴。虎爪拳拈傷，六十日亡，加引：丹皮、紅花各錢五，同前法服，又奪命藥三服。

如不服藥痊可，一年發症而死。

點氣血囊合穴治法

左旁筋鎖骨下一分，此處氣血相交，名為氣血囊合穴。戟拳打傷重四十二日死。

加引：蒲黃二錢，韭菜子錢五，沖，十三味同煎服，加陳酒一杯沖飲更效。

如不服癒，三月定發症無醫。

點督脈穴治法

頭腦後枕骨中受傷者，此處為督脈穴，能通三經，一身之主，如果骨碎立死，或五日七日死。

急用川芎二錢，當歸一錢，為引，同前煎服，又七厘散三分，次用奪命丹四五服。

如不治痊，後腦疼不止，周身窄痛無救。

點正額穴治法

頭額正中屬心經，如損傷皮破出血不止，傷風發腫者，三日主死；如重傷皮肉不破，瘀血迷心竅，六七日而死。急用引經藥仝前法服，又奪命丹三服痊癒，羌活、防風、川芎各錢五。

點大腸命門穴治法

頭角兩邊屬太陽太陰觔，大腸命門穴，受傷重七日死，輕傷十五日死，如損傷耳目瘀血化膿不死，如傷風漲腫者亦主死。急用引：川芎、羌活各一錢，照前服。又七厘散二分，次奪命丹二服，外用八寶丹粉藥敷之，立效，如不治痊，十人死九。

點臟血穴治法

頭兩邊耳尖上，名髒血穴，亦雲少陰經，屬肝經厥陰經，二府損傷重者，血走肝腎，悶絕立死，如傷破出血，見風損氣者，必定浮腫，在四十日內死，用引藥當歸一錢，生地二錢，川芎一錢，照前法服，又七厘散三分，次奪命丹三服，外用桃花散敷之，如不治癒，五十六日發症而死。

點印堂眉心治法

頭中額下一寸為印堂眉心穴，屬陽星神。受傷重者，頭髮腫如斗大，三日內主死。急服藥加引經：防風、羌活、荊芥、川芎各錢五，照前法服，又七厘散三分，次奪命丹三服痊癒。如若皮破出血不腫者，無妨；如悶傷滿腫出血，主死不治。

絕命之穴看其偏正救治。

點血阻捉命斬命黑虎心歸陰遊魂穴治法

此六穴（見六要穴圖）受傷重者必死；如輕傷可治，切莫輕意，治方見前。如果膈脇骨斷碎者，雖非正穴，如無祖傳神方，十有九死。此妙方神效無比，名曰重生膏，又名喝骨引，用法須口訣相傳也。取重秋糯稻草生穀者，用鮮者四兩，陳者二兩，炒灰，以童便製七次，存性；再用續隨子葉去刺，二兩，搗千餘搥，以草灰和勻，再搗糊加飛小麥粉一錘，搗成膏，陳酒製好，敷患處，立止痛，神效。再服七厘散，重一分，輕半分，酒吞服。又地鱉紫金丹一錢，奪命丹三服，再十三味方，臨症加減。

點背部穴治法

凡人身背部穴道，生死之位，屬腎命。背心第七節骨兩旁，偏下一分，軟肉之處，打重者必吐血痰，一年主亡。用引藥：補骨脂、杜仲二錢，照前法服，又奪命丹三服。

如治不痊癒，十四個月必死無救。

點後海穴治法

腎命穴下偏兩旁，並橫下一寸八分，為後海穴，打重者三十三日死，引藥：補骨脂錢五，烏藥二錢，照前法服，又紫金丹三服，又加減十三味再服痊癒。

如不治痊可，六十四日發症不治。

點腰眼穴治法

後海下一寸三分兩腰眼中，左屬腎，右屬命。虎爪拳打重者，發笑三日主死。

加引經藥：桃仁、續隨子各錢五，照前法服。又奪命丹三服，次服藥酒痊癒，如不服斷根，後發症而死不治。

點命門穴治法

腰腎右邊旁中為命門穴，文武拳番插重者，昏沉不醒，十四個時晨必死。宜急治加引藥：桃仁、前胡各錢五，照前法服。又奪命丹三服，次用藥酒痊癒。

如不治斷根，後發症服藥不效，可服前治之方，再加丹參二錢，全煎服有效。

點後海底穴治法

臀股尾背骨下二分為後海底穴，打重者七日主亡。加引經藥：大黃、月石、木瓜各二錢，前方同煎，又奪命丹三服。如尾背骨尖重傷，不治痊癒，一年發黃胖而死不治。

點鶴口穴治法

兩腿骨盡處為鶴口穴，打重者一年而亡。加引藥：薏苡、木瓜各二錢，牛膝錢五，照前服，又地鱉紫金丹四服。如不治癒，後發瘋疾不治。

點湧泉穴治法

腳底心為湧泉穴，打重傷者十四月主死不救，急治無妨。加引經：甘木瓜、川牛膝二錢，照前法服。若腎子傷者，用參三七二錢，益智仁二錢。

以上三十六大穴，受傷重者死，輕傷可救，輕者當時不知其痛，後日發病而亡，只道病多服藥不效，有內傷故也。凡鬥打時切不可輕意，須當服藥為主。各穴道受傷者，先用發散為主，十三味總煎方為君，加減十三味為佐，丸藥藥散臨症用之。凡施藥切勿誤人，慎之慎之。

附 總煎十三味方 通治跌打損傷

川芎二錢，歸尾三錢，玄胡二錢，木香二錢，青皮二錢，烏藥二錢，桃仁二錢，遠志二錢，三稜錢半，蓬朮二錢，碎補二錢，赤芍二錢，蘇木二錢；如大便不通加生軍二錢；小便不通加車前子三錢；胃口不開加厚朴、砂仁各二錢；水二碗煎半碗陳酒沖服。

加減十三味方

紅志去油錢半，寄奴二錢，肉桂錢半，廣皮二錢，香附二錢，杜仲二錢，當歸三錢，玄胡二錢，砂仁二錢，五加皮三錢，五靈脂二錢，生蒲黃二錢，枳殼錢半，水煎酒沖服。

又方

赤芍、烏藥、枳殼、青皮、木香、香附、桃仁、玄胡、三稜、蓬朮、寄奴、砂仁、蘇木；危急者去寄奴加蔥白三枚；如吐血加荊芥三錢炒焦，藕節一兩，陳酒煎服

又方

廣皮錢半，青皮一錢，五靈脂三錢，生蒲黃二錢，赤芍二錢，歸尾三錢，桃仁二錢，香附一錢，五加皮二錢，紅花錢半，枳殼二錢，烏藥二錢，砂仁三錢，元胡錢半，陳酒煎服。

通治發散方

凡損傷先須發散瘀血，不遇重症宜通用一二劑。

川芎二錢，歸尾二錢半，防風二錢，羌活二錢，荊芥二錢半，澤蘭二錢半，枳殼二錢，獨活二錢，猴薑二錢半，加天蔥豆三枚，水煎酒沖服。

發散上部方

防風二錢，白芷一錢，紅木香一錢，川芎二錢，歸尾二錢，赤芍二錢，陳皮三錢，羌活二錢，法夏二錢，獨活錢半，碎補錢半，甘尾一錢，生薑三片，水煎酒沖服。

發散中部方

杜仲、川斷、貝母、桃仁、寄奴、蔓荊子各二錢，當歸、赤芍、自然銅醋煅各三錢，肉桂八分，茜草一錢，細辛一錢，水煎酒沖薑汁服。

發散下部方

牛膝、木瓜、獨活、羌活各三錢，歸尾二錢，川芎二錢，川斷、厚朴、靈仙、赤芍、銀花各二錢半，甘節一錢，水煎酒沖薑汁服。

凡人上中下一處受傷，須用發散藥一二劑為要，氣急有痰加製半夏二錢；風痰加製南星二錢；心驚加膽星錢半，桂心八分，香附錢半，同煎服。

點穴法眞傳祕訣

定價大洋九角

編輯者 海虞金倜生
出版者 上海武俠社
印刷者 中西書局活版部
發行所 上海望平街 中西書局總店

各省中西書店均有分售

台灣特約所(嘉義)蘭記圖書局

21，6，20，
版權所有
不准翻印
—— 15001 ——

通告

啓者貴埠書局如尚未備有本局出版各書。則請將所要書籍名稱。及尊處詳細地址。連同書款由郵局掛號寄交「上海望平街中西書局收」。敝局接到之後。當日照配發貨。極為妥便。與面購無異。(如匯兌不便之處。以國內通用郵票代洋亦可。惟航空郵票及印花稅票不收。國外紙幣依照市價計算)。備有詳細書目。函索即寄。

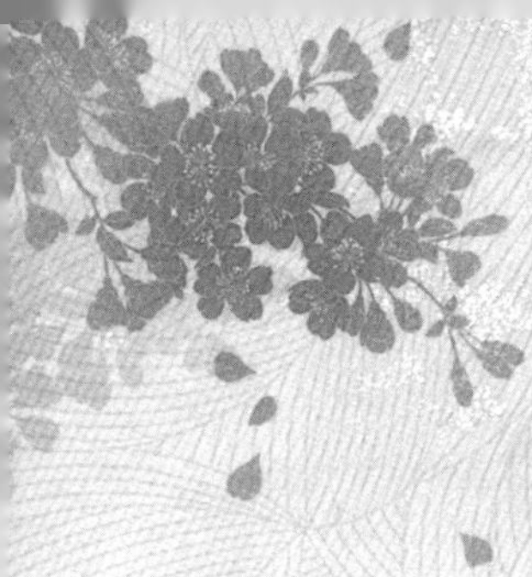

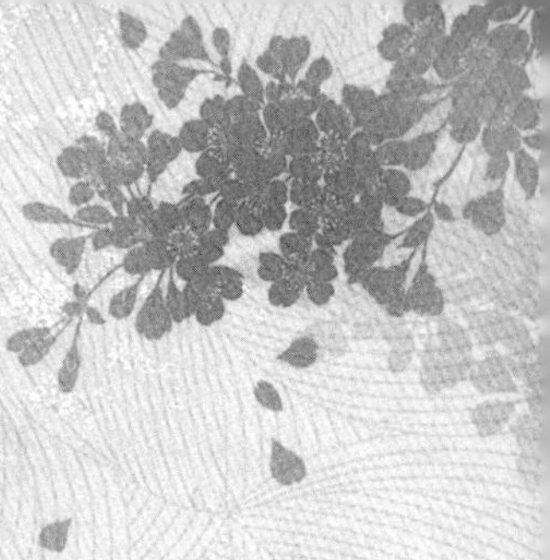

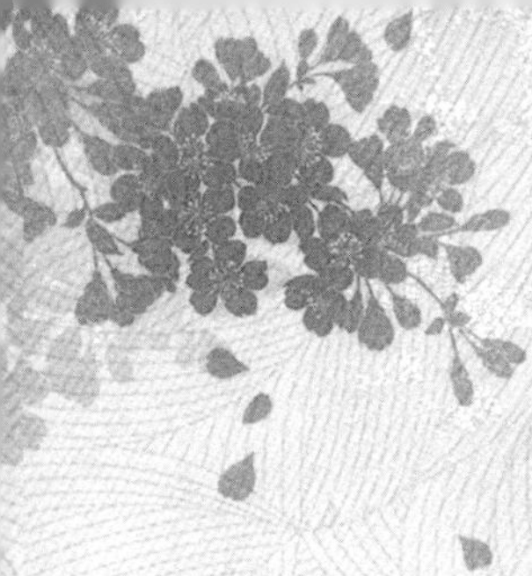

點穴法真傳秘訣

著　　者｜金倜生
責任編輯｜王躍平

發 行 人｜蔡森明
出 版 者｜大展出版社有限公司
社　　址｜台北市北投區（石牌）致遠一路 2 段 12 巷 1 號
電　　話｜(02)28236031・28236033・28233123
傳　　真｜(02)28272069
郵政劃撥｜01669551
網　　址｜www.dah-jaan.com.tw
電子郵件｜service@dah-jaan.com.tw
登 記 證｜局版臺業字第 2171 號

承 印 者｜傳興印刷有限公司
裝　　訂｜佳昇興業有限公司
排 版 者｜千兵企業有限公司
授 權 者｜山西科學技術出版社
初版 1 刷｜2016 年　9 月
初版 2 刷｜2023 年 10 月

定　　價｜280 元

國家圖書館出版品預行編目 (CIP) 資料

點穴法真傳秘訣 / 金倜生著
—初版—臺北市，大展出版社有限公司，2016.09
面；21 公分—(老拳譜新編；28)
ISBN 978-986-346-127-2 (平裝)
1.CST: 穴位療法　2.CST: 經穴
413.915　　105011938